Von der Tracheotomie zur Dekanülierung

Ein transdisziplinäres Handbuch

Christian Beyer

Oliver Glassl

Thomas Kerz

Jürgen Konradi

Imke Krämer

Catrin Krause

Torsten Mewes

Patrick Pittermann

Michael Sandstede

Stefan Welschehold

lehmanns media

Bibliografische Informationen der Deutschen Nationalbibliothek:

Die Deutsche Nationalbibliothek verzeichnet diese Publikation in der deutschen Nationalbibliografie; detaillierte bibliografische Angaben sind im Internet unter >http://dnb.ddb.de< abrufbar.

2., durchgesehene Auflage 2016
© Lehmanns Media • Berlin
Helmholtzstraße 2-9
10587 Berlin

Abbildung Umschlag: Thomas Bauer • Mainz
Abbildungen Inhalt: Christian Beyer, Thomas Bauer • Mainz
Druck und Bindung: Dimograf • Bielsko-Biała • Polen

ISBN: 978-3-86541-512-7 www.lehmanns.de

Vorwort

Nicht zuletzt durch die Entwicklung der vielfältigen perkutanen Operationsverfahren hat sich die Tracheotomie in den vergangenen 30 Jahren fest in der Intensivmedizin etabliert. Darüber hinaus führen optimierte Versorgungskonzepte bei schweren Dysphagien und chronischen Erkrankungen zu einer zunehmenden Zahl an tracheotomierten Patienten, die häufig über einen längeren Zeitraum, teils auch dauerhaft, mit einer Trachealkanüle versorgt werden müssen. Die Indikation zur Tracheotomie und deren Durchführung sind die ersten Schritte in einer langen Behandlungskette, die von der Intensivstation über die Rehabilitationseinrichtung bis hin zur Pflegeeinrichtung oder der häuslichen Versorgung hineinreicht. Die initiale Tracheotomie und die dann folgende Behandlung des Patienten wirft häufig über alle Berufsgruppen hinweg komplexe Fragestellungen auf. Besonders in der Intensivmedizin und der Frührehabilitation stellen die Dysphagiediagnostik und das TK-Management Prozeduren dar, die von hoher Relevanz für den weiteren klinischen Verlauf des Patienten sind.

Da sich das Wissen um die Behandlung von Dysphagien, die chirurgischen Techniken zur Tracheotomie und die Forschungslage bezüglich des optimalen Dekanülierungsregimes in den letzten Jahren beträchtlich erweitert haben, wollen wir im Rahmen einer 2. Auflage Ihnen dieses Wissen weitervermitteln. Das vorliegende Buch wollen wir nutzen, ein funktionierendes transdisziplinäres Trachealkanülen-Management vorzustellen, so wie wir es im klinischen Alltag integriert haben. Inhaltlich reicht dies von der Indikationsstellung und Durchführung der Tracheotomie über die Pflege der Trachealkanüle und des Stomas, den Umgang mit Komplikationen bis hin zur abschließenden Dekanülierung. Ganz bewusst haben wir dabei die Fachkompetenzen aller an der Behandlung beteiligter Disziplinen: Neurochirurgie, Neurologie, HNO, Anästhesie, Krankenpflege und Sprachtherapie aufgenommen und in den Kapiteln des Buches integriert. Den naturgemäß etwas heterogenen Charakter fachübergreifender Beiträge mussten wir dabei in Kauf nehmen, haben uns aber überall um eine verständliche Beschreibung ohne allzu starke Vereinfachung der Thematik bemüht. Neben der Auswertung wichtiger Ergebnisse der Forschungsliteratur und den persönlichen Erfahrungen der Autoren in ihren jeweiligen Tätigkeitsfeldern haben auch die vielen Fragen und Anregungen von Teilnehmern unserer Fortbildungsveranstaltungen zur inhaltlichen Ausgestaltungen beigetragen.

Wir hoffen, mit dem vorliegenden Handbuch ein nützliches Nachschlagewerk geschaffen zu haben, dessen Inhalte sich unkompliziert in Ihre praktische Arbeit überführen lassen. Sie, den Leser, bitten wir um Kommentare und Anregungen jeder Art und wünschen Ihnen eine erkenntnisreiche Lektüre.

Für die Autoren

J. Konradi

Inhalt

Die Tracheotomie in der Intensivmedizin 8

Dysphagiediagnostik und Indikationen zur Tracheotomie 16

Klinisches Aspirationsscreening 35

Die Geschichte der Tracheotomie 52

Methoden der dilatativen Tracheotomie 55

Konventionelle chirurgische Tracheotomie 75

Perkutane dilatative Tracheotomietechniken: Komplikationen/ Troubleshooting 86

Trachealkanülenpflege 98

Trachealkanülen-Management: Materialien, Vorgehensweise, kontroverse Studienergebnisse 113

Stichwortverzeichnis 137

Liste der Autoren 138

Kurzvita der Autoren 140

DIE TRACHEOTOMIE IN DER INTENSIVMEDIZIN - INDIKATIONEN UND ZEITPUNKT -

St. Welschehold

Mit der Entwicklung der modernen Intensivmedizin stieg der Anteil der Patienten, die über einen langen Zeitraum beatmet werden mussten. Damit verbunden sind die typischen Risiken und Komplikationen einer Langzeitintubation (1). Die Tracheotomie bietet im Vergleich zur Langzeitintubation eine Vielzahl an Vorteilen für den Patienten, die die typischen prozeduralen Risiken ausgleichen. Anhand der Literatur gelten für die Tracheotomie im Vergleich zur Langzeitintubation folgende Vorteile:

- Vermeidung von Larynx- und Trachealschädigungen (Druckulcera, Granulombildung, Tracheomalazie)
- Totraumverkleinerung mit Verbesserung der alveolären Ventilation
- Verminderte Atemarbeit durch Reduktion des Atemwegswiderstandes
- Verbesserte und einfachere Mobilisierung des Patienten
- Verbesserte Fixierung der Kanüle im Vergleich zum Tubus
- Erleichterung und Beschleunigung der Entwöhnung vom Respirator
- Verminderung des Sedierungsbedarf
- Verbesserung der Mund-Rachen-Pflege
- Verminderung von Nebenhöhleninfekten
- Verbesserte Sekretmobilisation
- höherer Patientenkomfort
- Aspirationsschutz bei Dysphagie
- Erleichterung des Kostaufbaus
- Kommunikationsmöglichkeit über Sprechkanülen

Indikation und Zeitpunkt

Nach Einführung der modernen perkutanen Tracheotomieverfahren stehen einfach zu handhabende und bettseitig verfügbare Verfahren zur Verfügung. Zwar kann allen Verfahren bescheinigt werden, dass die sicher durchzuführen sind, jedoch konnte trotz einer großen Anzahl von unterschiedlichen Publikationen bisher kein eindeutiger Zeitpunkt die Durchführung einer Tracheotomie auf der Intensivstation herausgearbeitet werden (2).

Anlässlich einer Konsensus-Konferenz wurden Ende der 1980er Jahre wesentliche Indikationen und auch mögliche Zeitpunkte für eine Tracheotomie beschrieben (3). Dennoch ist zu beachten, dass diese Empfehlungen aus einer Zeit noch vor der Entwicklung der modernen perkutan dilatativen Verfahren datieren und daher in der Folge modifiziert wurden. Mehrere Studien konnten zeigen, dass eine frühe Tracheotomie zu einer signifikanten Reduktion der Beatmungsdauer, der Inzidenz nosokomialer Infektionen und der Verweildauer auf Intensivstation führt (4-7). In einzelnen Publikationen wurde auch eine signifikante Reduktion der Mortalität bei früher Tracheotomie im Vergleich zu einer späten Tracheotomie (nach dem 14. Beatmungstag) beschrieben (8). Auch konnte keine erhöhte Komplikationsrate bei einer frühen Tracheotomien nachgewiesen werden (9).

Die breite Verfügbarkeit der perkutan dilatativen Verfahren scheint insgesamt die Indikationsschwelle und den Zeitpunkt für die Tracheotomie auf der Intensivstation zu senken (10-12).

Als Indikationen zur Tracheotomie gelten:

- Langzeitbeatmung (länger als 7-10 Tage)
- Notwendigkeit eines gesicherten Atemweges
- Aspirationsschutz
- Sekretmobilisation
- Obstruktion / Tumor der oberen Atemwege
- schwere Mittelgesichtsfrakturen
- Weaningversagen
- Schluckstörung mit hohem Aspirationsrisiko

Entsprechend den genannten Indikationen hat die Wahl des Zeitpunktes der Tracheotomie erfolgen. Ist die Dauer der Beatmung voraussichtlich für einen Zeitraum von bis zu 7-10 Tagen notwendig, sollte eine Extubationsversuch abgewartet werden. Scheitert dieser oder muss der Patient nach kurzer Zeit reintubiert werden, sollte eine zügige Tracheotomie angestrebt werden.

Liegt die voraussichtliche Beatmungsdauer über den genannten 7 bis 10 Tagen oder ist aufgrund der Erkrankung mit einer schweren Dysphagie zu rechnen, sollte möglichst früh eine Tracheotomie angestrebt werden.

Kann anhand des Zustandes des Patienten keine verlässliche Aussage über die voraussichtliche Beatmungsdauer getroffen werden, so sollte täglich die Indikation zur Extubation oder zur Tracheotomie überprüft werden.

Kontraindikationen

Generell ist die Tracheotomie kein Verfahren, das zur Intervention im Notfall geeignet ist. Der ungesicherte Atemweg gilt daher als Kontraindikation für die Tracheotomie.

Weiterhin gelten als allgemeine Kontraindikationen der Tracheotomie unbehandelte Gerinnungsstörungen (Quick <50%, Thrombozytenzahl <30.000/µl) und ein Lungenversagen mit hohen inspiratorischen Sauerstoffkonzentrationen und hohem PEEP. Im Einzelfall wird man auch hier auf eine Abwägung der einzelnen Punkte angewiesen sein. Weiterhin werden als Kontraindikation für die PDT aufgrund ihrer technischen Besonderheiten genannt:

- lokales Trauma
- lokale Infektion
- anatomische Schwierigkeiten
  - Palpation von Trachea nicht möglich
  - Struma
- schlechte Re-Intubationsverhältnisse
- Voroperation der Region
- Kinder <15 Jahre (keine Sets in entsprechenden Größen erhältlich)
- Notwendigkeit einer langfristigen Tracheostomie

Perkutan Dilatative Tracheotomie vs. operative Tracheotomie

Anhand der eigenen Erfahrungen mit intensivmedizinischen Patienten und den modernen Tracheotomieverfahren sind die offensichtlichen Vorteile der frühen Tracheotomie gegenüber den spezifischen Risiken der Verfahren abzuwägen.

Mehrere Autoren fanden eine deutlich höhere Komplikationsrate der operativ angelegten Tracheostomien gegenüber den perkutanen Verfahren, die in Metaanalysen bestätigt werden konnten (13, 14).

Bei insgesamt nachgewiesenen Vorteilen der frühen Tracheotomie und den geringeren Komplikationsrate der perkutan dilatativen Verfahren im Vergleich zu der chirurgischen Anlage eines dauerhaften Stoma, ist die Indikation zur Tracheotomie auf der Intensivstation im Kontext der Gesamtprognose früh zu stellen und perkutan dilatative Verfahren zu bevorzugen (14-16). Mehrere Autoren konnten zeigen, dass die PDT im Vergleich zur chirurgischen Tracheostomie in Bezug auf Infektionen, Blutungen, dem kosmetischen Ergebnis und den prozeduralen Kosten von Vorteil sind (5, 17, 18).

Demgegenüber sind chirurgisch angelegte Tracheostomien bei Patienten mit erschwerten anatomischen Bedingungen und bei Patienten, die über einen langen Zeitraum oder dauerhaft mit einer Trachealkanüle versorgt werden müssen, von Vorteil (19). Jedoch konnten in der Literatur auch kleine Serien von Patienten mit höheren Risikofaktoren, unter anderem starkem Übergewicht, zeigen, dass die perkutan dilatativen Verfahren problemlos durchzuführen sind. (20). Auch erscheint die Durchführung einer PDT möglich, wenn bereits bei dem Patienten im Krankheitsverlauf zuvor eine Tracheotomie angelegt wurde (21).

Da zu einem frühen Zeitpunkt der Erkrankung, gerade in der Neurologie und Neurochirurgie, selten eine Prognose mit ausreichender Sicherheit für den Patienten bezüglich möglicher Dekanülierung gestellt werden kann, erscheint es sinnvoll den Patienten zunächst mit einer PDT zu versorgen, um dann in der Folge die Möglichkeit zu haben die Trachealkanüle ohne zweiten Eingriff entfernen zu können. Sollte es sich im weiteren Rehabilitationsverlauf herausstellen, dass der Patient dauerhaft auf ein Tracheostoma angewiesen sein wird, kann noch immer das passagere in ein definitives epithelisiertes Stoma umgewandelt werden.

Suffiziente Daten über die Konversion von PDT zur chirurgischen Tracheostomie fehlen. Allerdings können mögliche Komplikationen bei langzeitversorgten Patienten nach angelegten PDT, wie beispielsweise schwieriger Kanülenwechsel, Verlust des Atemweges, etc., im Einzelfall ein Grund für eine Umwandlung der PDT in ein dauerhaft offenes Tracheostoma sein.

Langzeitergebnisse

Prinzipiell müssen die frühen von den späten Komplikationen nach Tracheotomie unterschieden werden, wenn auch beide Gruppen nicht strikt voneinander zu trennen sind. Die frühen, verfahrensbedingten Komplikationen sind hinreichend bekannt und werden in der Literatur ausführlich diskutiert. Hingegen sind die Langzeitergebnisse der perkutanen Verfahren, insbesondere die Komplikationen im Rahmen der Langzeitversorgung, selten ausführlich systematisch untersucht worden.

Als Spätkomplikationen der Tracheotomie gelten:

- Inakzeptable Narbenverhältnisse
- Trachealstenosen
- Knorpelspangenläsionen
- tracheoeöseophagealer Fisteln
- tracheokutane Fisteln
- Stimmveränderungen, Heiserkeit

Signifikante Unterschiede bei dem Vergleich der verschiedenen Verfahren wurden nicht beschrieben.

Aufgrund der geringeren äußeren Narbenbildung waren die Patienten nach PDT insgesamt zufriedener als nach dem operativ angelegten Stoma. In der Gruppe der chirurgischen Tracheostomie war die Narbenlänge durchschnittlich 5cm, gegenüber der perkutan-dilatativen Gruppe von 1,2cm (22). Ansonsten konnte in einem Nachbeobachtungszeitraum von mehreren Monaten und einer Nachuntersuchung mittels Endoskopie kein

Unterschied zwischen beiden Gruppen festgestellt werden. In beiden Gruppen zeigten sich narbige Einengungen in Höhe der ehemaligen Tracheotomie, ohne dass dies relevante Auswirkungen hatte. Auch die subjektiv von den Patienten angegebenen Beschwerden, wie Globusgefühl und Phonationsprobleme waren in beiden Gruppen gleich (18, 22).

Ähnliche Ergebnisse konnte Heuer mit einer Rate an Trachealstenosen nach chirurgischer Tracheostomie mit 1-13% und nach PDT von 0-5% zeigen (23).

In einer Studie von Raghuraman zeigten sich Trachealstenosen in der PDT-Gruppe früher und unmittelbar subglottisch, im Gegensatz zu der operativen Gruppe. Jedoch waren auch hier die Unterscheide nicht signifikant und der Anteil der revisionsbedürftigen Stenosen gering (24). Neben Trachealstenosen, werden auch Dilatationen der Trachea-Hinterwand beschrieben, die sich in ausführlichen Nachuntersuchungen mittels CT nachweisen lassen, jedoch keinen Einfluss auf den klinischen Verlauf zu haben scheinen (25).

Ebenso scheint das gewählte Verfahren an sich keinen Einfluss auf den klinischen Verlauf nach Dekanülierung zu haben (26).

Demgegenüber scheint die Betreuung von tracheotomierten Patienten durch spezialisierte Teams Vorteile zu haben (27), was die Notwendigkeit einer professionellen und interdisziplinären Behandlung dieser Patienten unterstreicht.

Literatur

1. Bishop MJ, Hibbard AJ, Fink BR, Vogel AM, Weymuller EA, Jr. Laryngeal injury in a dog model of prolonged endotracheal intubation. Anesthesiology. 1985 Jun;62(6):770-3.
2. Bittner EA, Schmidt UH. The ventilator liberation process: update on technique, timing, and termination of tracheostomy. Respir Care. 2012 Oct;57(10):1626-34.
3. Plummer AL, Gracey DR. Consensus conference on artificial airways in patients receiving mechanical ventilation. Chest. 1989 Jul;96(1):178-80.

4. Kane TD, Rodriguez JL, Luchette FA. Early versus late tracheostomy in the trauma patient. Respir Care Clin N Am. 1997 Mar;3(1):1-20.

5. Griffiths J, Barber VS, Morgan L, Young JD. Systematic review and meta-analysis of studies of the t iming of tracheostomy in adult patients undergoing artificial ventilation. BMJ. 2005 May 28;330(7502):1243.

6. Bouderka MA, Fakhir B, Bouaggad A, Hmamouchi B, Hamoudi D, Harti A. Early tracheostomy versus prolonged endotracheal intubation in severe head injury. J Trauma. 2004 Aug;57(2):251-4.

7. Wang HK, Lu K, Liliang PC, Wang KW, Chen HJ, Chen TB, et al. The impact of tracheostomy timing in patients with severe head injury: an observational cohort study. Injury. 2012 Sep;43(9):1432-6.

8. Rumbak MJ, Newton M, Truncale T, Schwartz SW, Adams JW, Hazard PB. A prospective, randomized, study comparing early percutaneous dilational tracheotomy to prolonged translaryngeal intubation (delayed tracheotomy) in critically ill medical patients. Crit Care Med. 2004 Aug;32(8):1689-94.

9. Boyd SW, Benzel EC. The role of early tracheotomy in the management of the neurosurgical patient. Laryngoscope. 1992 May;102(5):559-62.

10. Angel LF, Simpson CB. Comparison of surgical and percutaneous dilational tracheostomy. Clin Chest Med. 2003 Sep;24(3):423-9.

11. Freeman BD, Isabella K, Cobb JP, Boyle WA, 3rd, Schmieg RE, Jr., Kolleff MH, et al. A prospective, randomized study comparing percutaneous with surgical tracheostomy in critically ill patients. Crit Care Med. 2001 May;29(5):926-30.

12. Kollef MH, Ahrens TS, Shannon W. Clinical predictors and outcomes for patients requiring tracheostomy in the intensive care unit. Crit Care Med. 1999 Sep;27(9):1714-20.

13. Bernier C, Hsu YH, Ali R, Cheng MH. The plastic surgeon's role in extracranial-to-intracranial bypass using a reverse great saphenous vein graft. Plast Reconstr Surg. 2009 Feb;123(2):517-23; discussion 24.

14. Delaney A, Bagshaw SM, Nalos M. Percutaneous dilatational tracheostomy versus surgical tracheostomy in critically ill patients: a systematic review and meta-analysis. Crit Care. 2006 Apr 7;10(2):R55.

15. Guarino A, Merli G. [The timing of tracheotomy. Advantages of early timing]. Minerva Anestesiol. 2000 May;66(5):408-13.

16. Sviri S, van Heerden PV, Samie R. Percutaneous tracheostomy--long-term outlook, a review. Crit Care Resusc. 2004 Dec;6(4):280-4.

17. Higgins KM, Punthakee X. Meta-analysis comparison of open versus percutaneous tracheostomy. Laryngoscope. 2007 Mar;117(3):447-54.

18. Oliver ER, Gist A, Gillespie MB. Percutaneous versus surgical tracheotomy: an updated meta-analysis. Laryngoscope. 2007 Sep;117(9):1570-5.

19. Bienfait HP, van Duinen S, Tans JT. Latent cerebral venous and sinus thrombosis. J Neurol. 2003 Apr;250(4):436-9.

20. Mansharamani NG, Koziel H, Garland R, LoCicero J, 3rd, Critchlow J, Ernst A. Safety of bedside percutaneous dilatational tracheostomy in obese patients in the ICU. Chest. 2000 May;117(5):1426-9.

21. Meyer M, Critchlow J, Mansharamani N, Angel LF, Garland R, Ernst A. Repeat bedside percutaneous dilational tracheostomy is a safe procedure. Crit Care Med. 2002 May;30(5):986-8.

22. Hommerich CP, Rodel R, Frank L, Zimmermann A, Braun U. [Long-term results after surgical tracheotomy and percutaneous dilatation tracheostomy. A comparative retrospective analysis]. Anaesthesist. 2002 Jan;51(1):23-7.

23. Heuer B, Deller A. [Early and long-term results of percutaneous dilatation tracheostomy (PDT Ciaglia) in 195 intensive care patients]. Anasthesiol Intensivmed Notfallmed Schmerzther. 1998 May;33(5):306-12.

24. Raghuraman G, Rajan S, Marzouk JK, Mullhi D, Smith FG. Is tracheal stenosis caused by percutaneous tracheostomy different from that by surgical tracheostomy? Chest. 2005 Mar;127(3):879-85.

25. Steele AP, Evans HW, Afaq MA, Robson JM, Dourado J, Tayar R, et al. Long-term follow-up of Griggs percutaneous tracheostomy with spiral CT and questionnaire. Chest. 2000 May;117(5):1430-3.

26. Keren O, Cohen M, Lazar-Zweker I, Groswasser Z. Tracheotomy in severe TBI patients: sequelae and relation to vocational outcome. Brain Inj. 2001 Jun;15(6):531-6.

27. Speed L, Harding KE. Tracheostomy teams reduce total tracheostomy time and increase speaking valve use: A systematic review and meta-analysis. J Crit Care. 2012 Aug 27.

DYSPHAGIEDIAGNOSTIK UND INDIKATIONEN ZUR TRACHEOTOMIE BEI NEUROGENER DYSPHAGIE

P. Pittermann

(Neuro-)Anatomie und Physiologie des Schluckens

Der Schluckakt ist ein komplexer Mechanismus. Dies zeigt sich auch in der Vielzahl der anatomischen Strukturen, die am Schluckakt beteiligt sind. Im Einzelnen sind dies Kortex, kortikobulbäre Bahnen, Hirnnervenkerne und Schluckzentren des Hirnstamms, motorische und sensible Bahnen der Hirnnerven, neuromuskuläre Synapsen sowie die Schluckmuskulatur (Abb.1).

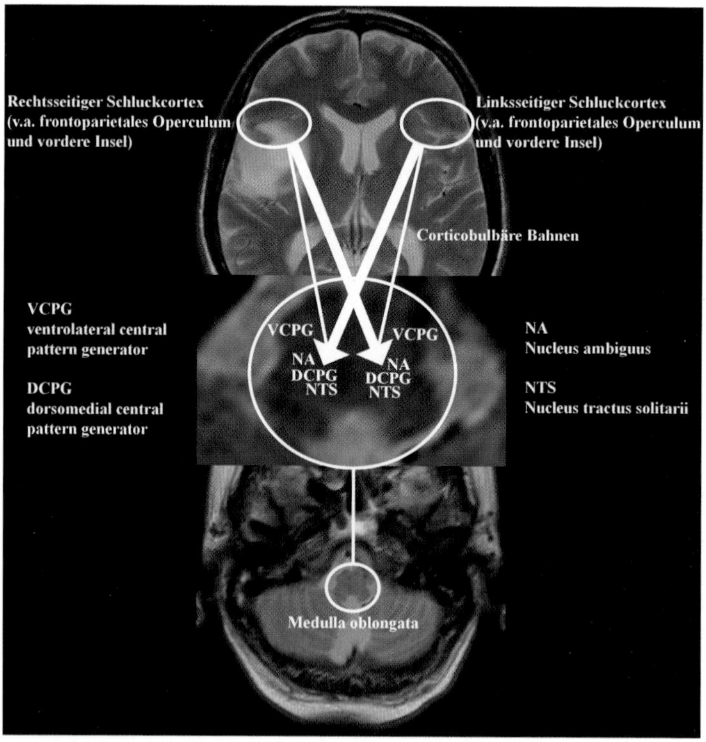

Abb. 1: Zentrale Verschaltung des Schluckaktes

Bezüglich der kortikalen Schluckzentren besteht keine eindeutige Hemisphärendominanz, so zeigte eine Studie von Hamdy et al. [9] bei 50 % der Probanden eine bevorzugte Steuerung des Schluckakts durch die rechte Hemisphäre, bei 25 % durch die linke Hemisphäre, bei 25 % ergaben sich keine Hinweise auf eine Lateralisierung.

Über die kortikobulbären Bahnen erfolgt die Verschaltung der Signale zwischen Hirnstamm und Cortex. Neben den nach kontralateral verschaltenden kortikobulbären Bahnen existieren ebenfalls, jedoch in geringerer Ausprägung, nach ipsilateral verschaltende kortikobulbäre Bahnen. Daher können einseitige Läsionen des Schluckkortex oder der kortikobulbären Bahnen in vielen Fällen mittel- bis langfristig gut kompensiert werden.

Im Hirnstamm existiert ein komplexes Verschaltungssystem, an welchem Kerngebiete und Neuronengruppen beteiligt sind: der Nucleus tractus solitarii gilt als afferentes Portal für den sensorischen Input und kann somit als „programming neuron“ oder Architekt des Schluckens bezeichnet werden, der Nucleus ambiguus wird als „command motor neuron“ oder „switching neuron“ verstanden, welches die motorischen Signale moduliert und an die ausführenden Organe weiterleitet. Darüber hinaus existieren retikuläre Fasern und Interneurone, welche die Kommunikation zwischen den Neuronen steuern.

Ergänzend sind Neuronengruppen zum einen als Generatorneurone für die Planung der räumlich-zeitlichen Koordination des Schluckablaufs (dorsomedialer zentraler Mustergenerator, DCPG), zum anderen als Schaltneurone für die Weiterleitung des koordinierten Ausgangssignals auf die Kerne der Hirnnerven (ventrolateraler zentraler Mustergenerator, VCPG) zuständig. Das Signal wird von den VCPG zu den Hirnnervenkernen des N. trigeminus, N. facialis, N. glossopharyngeus, N. vagus und des N. hypoglossus weitergeleitet.

Über die Hirnnerven erfolgt schließlich die neuromuskuläre Übertragung über eine präsynaptische axonale Acetylcholin (ACh)-Freisetzung und über postsynaptische ACh-Rezeptoren mit anschließender intrazellulärer Signaltransmission und motorischer Aktivierung der Schluckmuskulatur.

Darüber hinaus wirken sympathische und parasympathische Einflüsse auf den Schluckakt.

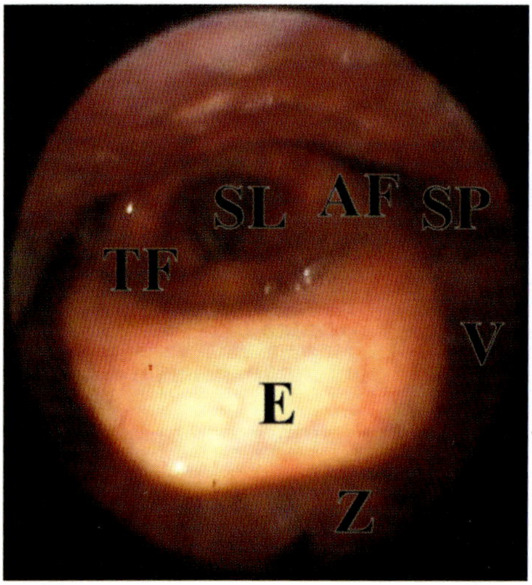

Taschen**F**alte
Stimm**L**ippe
Aryepiglottische **F**alte
Sinus **P**iriformis
Epiglottis
Zungengrund
Vallecula

Abb. 2: Endoskopische Anatomie des Larynx

Phasen des Schluckvorgangs

Die prä-orale Phase (Bolusformung) beinhaltet das Vorschieben des Kopfes, das Spitzen der Lippen und Öffnen des Mundes, den Transport der Speise in den Mund und die Positionierung der Speise meist auf dem vorderen bis mittleren Teil der Zungenoberfläche. Hierbei analysieren Rezeptoren die Beschaffenheit, den Geruch, den Geschmack und das Volumen des Materials. Es folgt in der oralen Vorbereitungsphase der Lippenschluss, die Zunge schiebt die Speise zwischen die Zahnreihe der bevorzugten Seite und Kaubewegungen sowie das Einspeicheln der Speise werden eingeleitet. Zusätzlich sind zur Bolusformung koordinierte Kontraktionen der Lippen- und Wangenmuskulatur notwendig.

In der darauf folgenden oralen Phase (Bolustransport), die ca. eine Sekunde dauert, findet durch Kontraktionen der Zungenränder und des Mundbodens der Transport des Bolus vom Mundraum in den Oropharynx statt. Hierbei kommt es zunächst zu einer Schüsselbildung der Zunge, dann zu Wellenbewegungen der Zunge. Um einen Eintritt des Bolus in den nasopharyngealen Raum zu verhindern, muss das Velum suffizient angehoben werden, um einen Verschluss in Richtung Nasopharynx zu gewährleisten.

Bei der Schluckauslösung besteht eine hohe interindividuelle Variabilität, sie kann weniger als eine Sekunde dauern, aber auch eine Dauer von bis zu 7,5 s kann als physiologisch angesehen werden.

Die pharyngeale Phase, die von 0,5 bis 1 s dauert, wird durch Auslösung des Schluckreflexes eingeleitet; somit beginnt der reflektorische Teil des Schluckvorgangs. Eine kräftige Rückwärtsbewegung der Zunge drückt den Bolus in den Hypopharynx und die Verschlussmechanismen setzen ein. Die Epiglottis legt sich über den Kehlkopf, die Stimmbänder und die darüber liegenden Taschenfalten schließen, die Aryknorpel kippen nach ventromedial und legen sich über die Stimmbänder. Das Zungenbein wird nach ventrokranial angehoben, der Kehlkopf wird ebenfalls nach vorne oben gezogen. Durch die Kontraktion der pharyngealen Muskulatur kommt es zu einem Druckanstieg im Pharynx. Die hyoidale Elevation, die Larynxelevation und der pharyngeale Druckanstieg bewirken, zusätzlich zur zentral gesteuerten, eine Relaxation des oberen Ösophagussphinkters. Aus der hierdurch resultierenden Raumerweiterung entsteht eine Sogwirkung, die den Bolus in Richtung Ösophagus befördert.

Im Anschluss daran beginnt die ösophageale Phase, bei der der Bolustransport durch die Speiseröhre in den Magen erfolgt. Bezüglich der Geschwindigkeit der peristaltischen Wellen zeigte sich, dass der Bolus hierbei mit einer Geschwindigkeit von 2-4 cm/s bewegt wird.

Begleitet wird der Schluckvorgang durch die Schluckapnoe. Unabhängig von der vorangegangenen Phase der Atmung (Inspiration, Exspiration oder Atempause) wird die Atmung unterbrochen. Im Anschluss an den Schluckvorgang folgt, ebenfalls unabhängig von der vorangegangenen Phase der Atmung, in über 90 % der Fälle eine Exspiration (postdeglutitive Exspiration). Diese postdeglutitive Exspiration dient der besseren Wahrnehmung und zum Teil auch der Entfernung von Bolusmaterial auf Glottisebene.

Schutz- und Reinigungsmechanismen

Sollte die postdeglutitive Exspiration nicht ausreichen, um penetriertes Bolusmaterial zu entfernen, erfolgt die Reinigung des Pharynx und Larynx durch weitere Schutz- und Reinigungsmechanismen: Würgen, Räuspern, Niesen (Reinigung des Nasopharynx) und Husten.

All diese Mechanismen werden reflektorisch gesteuert, sie können jedoch auch, abgesehen vom Niesen, willkürlich ausgelöst werden. Zu beachten ist, dass willkürlich abgerufenes Räuspern, Würgen und/oder Husten keinen ausreichenden Schutz für die tieferen Atemwege bieten.

„Jemand, der nicht spürt, dass er sich verschluckt, wird auch nicht husten!" (Nusser-Müller-Busch, 2004) [21].

Reflektorisches Husten ist der einzige Schutzmechanismus, durch welchen auf Grund einer 42-fachen Zunahme der linearen Strömungsgeschwindigkeit des Luftstroms aspiriertes Material aus den unteren Atemwegen herausbefördert werden kann. Es erfolgt mit forcierter Exspiration und ist stets mit Schlucken oder Ausspucken gekoppelt. Der Hustenstoß variiert in der Stärke je nach Bedarf.

Subglottischer Druck

Ein ausreichender subglottischer Druck ist für einen physiologischen Schluckvorgang unerlässlich. Subglottische Mechanorezeptoren werden durch diesen Druck stimuliert, die neuronale Verschaltung erfolgt über einen Reflexbogen im Hirnstamm, der im efferenten Schenkel Motoneurone der am Schlucken beteiligten Muskulatur innerviert.

Der „geriatrische" Schluck (Presbyphagie)

Durch den Alterungsprozess kommt es zu Veränderungen im Schluckakt, welche als physiologisch angesehen werden können. So dauert der Schluckvorgang länger, das Schlucken wird später ausgelöst, die Zungenbewegungen verändern sich durch nachlassenden oder gesteigerten Muskeltonus und infolgedessen ändert sich der Druckaufbau während des Schluckakts. Auch die Menge des maximal möglichen Bolusmaterials (Dysphagielimit) nimmt im Alter ab, wobei diesbezüglich zu beachten ist, dass das Dysphagielimit vor allem interindividuell, geringer jedoch auch intraindividuell, stark variiert.

Ätiologien der neurogenen Dysphagie

Aus einer neurogenen Dysphagie alleine kann niemals auf die zugrundeliegende Ätiologie geschlossen werden. Neurogene Dysphagien verschiedener Ätiologien können bei ähnlicher Lokalisation der Schädigung (in selteneren Fällen sogar auch bei unterschiedlichen Lokalisationen der Schädigungen) in klinischer und apparativer Diagnostik identisch erscheinen. Mögliche Ursachen einer neurogenen Dysphagie umfassen nahezu das gesamte Spektrum der neurologischen Erkrankungen. So kommen vaskuläre, neurodegenerative, autoimmune, infektiöse, traumatische, onkologische, neuromuskuläre, genetische, mitochondriale, neuropathische und/oder paraneoplastische Ätiologien in Betracht.

Pathophysiologie und Diagnostik der neurogenen Dysphagie

Bei kortikalen Läsionen ist die resultierende neurogene Dysphagie meist transient, mit Ausnahme der beidseitigen Operculum-Schädigung, bei der eine therapieresistente Störung zu erwarten ist (Foix-Chavany-Marie-Syndrom). Darüber hinaus können kortikale Gliome im frontoparietalen Operculum oder in der vorderen Inselrinde ebenfalls persistierende neurogene Dysphagien verursachen. Bei rechtshirniger Schädigung kommt es häufig zu pharyngealen Störungen mit Aspiration. Ein Rückgang der Symptomatik ist meist schon nach zwei bis drei Wochen zu beobachten. Grund dafür könnte ein Neglect mit rascher Kompensation sein. Bezüglich linkshirniger kortikaler Läsionen besteht häufig länger eine Dysphagie mit zumeist Störungen der oralen Kontrolle, die am ehesten auf eine Apraxie zurückzuführen sind.

Bei beidseitiger Unterbrechung der kortikobulbären Bahnen, also einer bilateralen subkortikalen Läsion, zeigt sich klinisch eine Symptomkonstellation, welche an eine Läsion des Hirnstamms erinnert (Pseudobulbärparalyse).

Im Rahmen von Hirnstammläsionen treten häufig neurogene Dysphagien mit Aspirationen auf, die, auf Grund der gestörten Schutzmechanismen oder der Dyskoordination des gesamten Schluckakts und der Atmung, oft still, d.h. ohne Auslösung der oben genannten Schutzmechanismen, ablaufen. Auch die Störungen des oberen Ösophagussphinkters können auf die Dyskoordination des gesamten Schluckakts oder aber auf eine Tonusdysbalance der pharyngealen Muskulatur und des oberen Ösophagussphinkters zurückgeführt werden.

Periphere Schädigungen können durch Störungen der Afferenz ebenfalls zu neurogenen Dysphagien mit Dyskoordination des Schluckvorgangs, gestörten Schutzmechanismen und Aspiration führen, häufig zeigen sich aber zusätzlich Störungen in der prä-oralen und oralen Phase durch die Störung des sensiblen Inputs. Darüber hinaus kann es durch Störungen der Efferenz zu vermindertem Muskeltonus der am Schluckakt beteiligten Muskulatur kommen. Da im Regelfall eine periphere Schädigung Afferenz und Efferenz betrifft, sind Mischbilder nicht selten.

Neuromuskuläre Erkrankungen verursachen initial neurogene Dysphagien durch eine Tonusdysbalance der Schluckmuskulatur. Im weiteren Verlauf nimmt die neurogene Dysphagie durch die abnehmende Muskelkraft zu.

Ursachen für Störungen innerhalb der prä-oralen Phase können u.a. eine reduzierte Zungenkraft, eine Wahrnehmungsstörung, eine Sensibilitätsstörung, eine reduzierte Kiefermobilität und/oder ein pathologischer Muskeltonus sein.

Pathologische Veränderungen in der oralen Phase können u.a. durch einen reduzierten oder fehlenden Lippenschluss, eine reduzierte oder fehlende Zungenbeweglichkeit, eine Sensibilitätsstörung, eine Wahrnehmungsstörung und/oder eine eingeschränkte Funktion der Wangenmuskulatur bedingt sein.

Während die Störungen in der prä-oralen und oralen Phase noch der klinischen Diagnostik zugänglich sind, können Störungen der pharyngealen und ösophagealen Phase klinisch lediglich durch indirekte Hinweise auffallen. Zur genauen Erfassung der Störungen sind apparative Untersuchungen notwendig.

Apparative Diagnostik bei neurogenen Dysphagien

Zum klinischen Aspirationsscreening bei neurogener Dysphagie siehe Kapitel 3. Als apparative diagnostische Möglichkeiten bei neurogenen Dysphagien stehen die radiologische videofluoroskopische Untersuchung des Schluckaktes (videofluoroscopic swallowing study - VFSS) [18, 23] und die fiberoptische endoskopische Untersuchung des Schluckaktes (nach speziellem Untersuchungsprotokoll von S. Langmore: fiberoptic endoscopic evaluation of swallowing - FEES® [15]) zur Verfügung. Untersuchungsmethoden mittels Ultraschall zeigten sich bezüglich der Larynxelevation zunächst als geeignet [12, 13], in einer weiteren eigenen, nicht veröffentlichen Untersuchung ergaben sich jedoch deutliche methodische Schwierigkeiten. Weitere sonographische Untersuchungsmethoden mittels submentalem Ultraschall und Messung der Änderung der Zungendicke während des Schluckaktes sowie der Messung der Hyoidbewegung nach anterior sind beschrieben [11, 16], aber derzeit noch nicht in ausreichend großen Fallzahlen evaluiert. Gleiches gilt für elektrophysiologische Untersuchungen wie die laryngeale Elektromyographie [26]. Da sowohl die videofluoroskopische Untersuchung des Schluckaktes als auch die fiberoptische endoskopische Untersuchung des Schluckaktes Vor- und Nachteile bieten, sollten im Idealfall beide Methoden zur Anwendung kommen.

In der endoskopischen Untersuchung wird ein flexibles Rhinolaryngoskop nasal eingeführt. Hierbei kann im Nasopharynx die Funktion des Velums bei Phonation und bei willkürlichem Schluckakt beurteilt werden. Hieraufhin wird ein Ausgangsbefund vor Durchführung der Schluckversuche mit verschiedenen Konsistenzen erhoben. Eindeutige Hinweise auf eine Dysphagie können vor allem Speichelansammlungen im Hypopharynx, sichtbares Vordringen von Speichel in den Aditus laryngis (Penetration) oder in die Trachea (Aspiration) sein.

In der endoskopischen Untersuchung kann ebenfalls eine Prüfung der Stimmbandbeweglichkeit bei Phonation erfolgen, der Stimmbandschluss kann zusätzlich auch durch ein Valsalva-Manöver geprüft werden. Die endoskopische Untersuchung ermöglicht zudem eine Sensibilitätsprüfung im gesamten laryngealen und pharyngealen Raum. Darüber hinaus ist die endoskopische Untersuchung direkt am Patientenbett durchführbar.

Ein Nachteil der endoskopischen Untersuchung ist das sogenannte white-out. Während des Schluckvorgangs (intradeglutitiv) kommt es zu einer Konstriktion der pharyngealen Muskulatur, sodass sich diese um die Spitze des Endoskops legt und somit nur noch das Licht der Lichtquelle reflektiert wird. Dadurch ist es endoskopisch nicht direkt möglich, intradeglutitive Störungen des Schluckaktes zu beurteilen, auch wenn indirekte Rückschlüsse aus den Veränderungen nach dem Schluckakt (postdeglutitiv) gezogen werden können.

In der Endoskopie können verschiedene Konsistenzen getestet werden. Dabei sollte, vor allem bei Aspirationsverdacht, Material mit geringem Risiko für das Auslösen einer Pneumonie verwendet werden. Hierfür eignet sich vor allem Wasser, welches durch amylaseresistentes Instant-Dickungsmittel zur gewünschten Konsistenz angerührt wird. Durch die Amylaseresistenz verändert sich die Konsistenz nicht durch Kontakt mit dem Speichel. Bei den Konsistenzen sollte immer darauf geachtet werden, dass es nicht zu einer Verflüssigung der Konsistenzen durch Speichelkontakt oder Erwärmung im Mundraum kommt (wie z.B. bei Wackelpudding). Um die Materialien besser endoskopisch erkennen zu können, sollten sie angefärbt werden. Geeignet sind Lebensmittelfarbe (z.B. Patentblau V) oder Methylenblau. Einige Untersucher bevorzugen verschiedene Farben für verschiedene Konsistenzen. Dies ist jedoch nicht unbedingt zur Beurteilung notwendig. Bezüglich des Methylenblaus kamen in letzter Zeit zunehmend Bedenken auf, ob eine Anwendung nicht schaden könne. Eine Schädigung durch Methylenblau in der angewandten hohen Verdünnung ist bislang aber nicht gesichert worden.

Mögliche Anzeichen für eine Schluckstörung können ein Leaking (vorzeitiges Eindringen von Material aus der Mundhöhle in den pharyngealen Raum), Residuen/Retentionen (nach dem Schluckakt verbleibendes Material im supraglottischen Raum), ein Pooling (prädeglutitive Ansammlungen im pharyngealen Raum), Penetrationen (Vordringen des Materials in den Aditus laryngis), eine Aspiration (Vordringen des Materials in die Trachea), eine inadäquate Relaxation der Epiglottis oder die inadäquate Öffnung des oberen Ösophagussphinkters (OÖS), welche nur in der videofluoroskopischen Untersuchung direkt sichtbar ist, sein. Die inadäquate Öffnung des OÖS kann durch eine Dyskoordination des Schluckaktes, durch einen erhöhten Muskeltonus des OÖS oder aber durch einen verminderten Muskeltonus der pharyngealen Muskulatur verursacht werden. Unter anderem kann dies Ursache für beobachtete Residuen sein. Eine inadäquate Relaxation der Epiglottis sowie eine Retraktion des Zungengrundes können ebenfalls auf eine neurogene Dysphagie hinweisen.

Um den **Schweregrad einer Dysphagie** angeben zu können, existieren verschiedene Skalen:

Endoskopische Schweregradeinteilung der Aspiration (nach Bryant 1991 [5])

Grad 0:	Keine Aspiration
Grad I:	gelegentliche Aspiration bei erhaltenem Hustenreflex
Grad II:	permanente Aspiration bei erhaltenem Hustenreflex oder gelegentliche Aspiration ohne Hustenreflex mit gutem willkürlichem Abhusten
Grad III:	permanente Aspiration ohne Hustenreflex mit gutem willkürlichem Abhusten
Grad IV:	permanente Aspiration ohne Hustenreflex und ohne willkürliches effektives Abhusten

Rachen- und Kehlkopfreinigung (nach Bartholomé 1999 [3])

Ineffektiv:	Material kann nicht entfernt werden
Gering effektiv:	Material wird von endotracheal in den Aditus laryngis entfernt
Mäßig effektiv:	Material kann aus dem Aditus laryngis, aber nicht aus dem unteren Pharynx entfernt werden
Effektiv:	Material wird aus dem Aditus laryngis und aus dem unteren Pharynx entfernt

Penetrations-Aspirationsskala (nach Rosenbek 1996 [25])

Grad 1:	Material penetriert nicht
Grad 2:	Material penetriert, liegt oberhalb der Glottis, wird aus dem Aditus laryngis entfernt
Grad 3:	Material penetriert, liegt oberhalb der Glottis, wird nicht aus dem Aditus laryngis entfernt
Grad 4:	Material penetriert, liegt auf den Stimmlippen, wird aus dem Aditus laryngis entfernt
Grad 5:	Material penetriert, liegt auf den Stimmlippen, wird nicht aus dem Aditus laryngis entfernt
Grad 6:	Material wird aspiriert, wird in den Aditus laryngis oder weiter nach oben befördert
Grad 7:	Material wird aspiriert, kann trotz Bemühens nicht aus der Trachea herausbefördert werden
Grad 8:	Material wird aspiriert, kein Bemühen, es aus der Trachea herauszubefördern

Es hat sich jedoch bewährt, den Befund zu beschreiben und die Skalen zur raschen Orientierung als Ergänzung anzugeben. Ebenfalls empfiehlt sich neben der Videoaufzeichnung eine Bilddokumentation relevanter Befunde.

Die Videofluoroskopie ermöglicht keine Funktionsprüfungen der Stimmbänder sowie keine Sensibilitätsprüfungen. Darüber hinaus entgehen ihr spontane Speichelresiduen, Penetrationen und Aspirationen von Speichel. Allerdings ist mittels videofluoroskopischer Untersuchung eine semiquantitative Auswertung der Menge des Aspirats möglich. Zudem kann die orale Phase mit beurteilt werden und eine direkte Beobachtung intradeglutitiver Vorgänge erfolgen. Für die Untersuchung ist ein Bildwandler mit hoher Bildfolge (mind. 25/s) notwendig, um die raschen Vorgänge des Schluckaktes adäquat beurteilen zu können. Um die Konsistenzen radiologisch darzustellen, muss ein Kontrastmittel benutzt werden. Da Bariumsulfat bereits in geringen Mengen schwerste Aspirationspneumonien verursacht, sollte ein nicht-ionisches Kontrastmittel verwendet werden. Das geringste

Pneumonierisiko bei Aspiration haben isoosmolare nicht-ionische Kontrastmittel. Vorsicht ist allerdings bei Hyperthyreose geboten. Eine Jodallergie muss ausgeschlossen sein.

Auch für die **Videofluoroskopie** gibt es eine Schweregradeinteilung der Penetration/Aspiration (nach Aviv 2000 [2]):

Grad 0:	Keine Penetration oder Aspiration
Grad I:	Penetration in den Aditus und Ventriculus laryngis
Grad II:	Aspiration von <10% des Bolus bei erhaltenem Hustenreflex
Grad III:	Aspiration <10% bei gestörtem Hustenreflex bzw. >10% bei erhaltenem Hustenreflex
Grad IV:	Aspiration >10% bei gestörtem Hustenreflex

Auch hierbei sollte die Skala lediglich als Ergänzung zum beschreibenden Bericht genutzt werden, da der Vorteil der apparativen Untersuchungen bei neurogener Dysphagie in der Beschreibung der pathophysiologischen Vorgänge liegt.

Folgen einer neurogenen Dysphagie sind Malnutrition, Exsikkose, Aspirationspneumonien und letztlich der Exitus letalis. Aus diesem Grund liegen die Ziele der Therapie offensichtlich in einer adäquaten Aspirationsprophylaxe mit dem Ziel einer möglichst geringen Pneumonierate, in einem optimalen Ernährungsmanagement und somit in einer Senkung der Letalität bei Maximierung der Lebensqualität.

Therapeutische Basismaßnahmen bei neurogener Dysphagie

Diätetische Maßnahmen umfassen die Anpassung der Nahrungskonsistenz an die Dysphagie in Abhängigkeit der klinischen und apparativen Untersuchungsbefunde bis hin zur kompletten enteralen Ernährung. Nur wenn eine enterale Ernährung durch auftretende Komplikationen nicht möglich ist, ist eine parenterale Ernährung indiziert.

Bei der Nahrungsaufnahme sollte auf eine gute Position von Kopf und Rumpf geachtet werden. Bei enteraler Ernährung ist die Rate von Aspirationspneumonien bei einer Oberkörperhochlagerung um mindestens 45° reduziert [7]. Sowohl eine optimale Mundhygiene als auch eine gründliche hygienische Händedesinfektion vor dem Anreichen von Nahrung senken die Pneumonierate [29].

Medikamentöse Maßnahmen bei neurogener Dysphagie

Prokinetika (Metoclopramid, Domperidon jeweils 3x10 mg) [10, 24] können ebenfalls die Pneumonierate reduzieren.

Protonenpumpen-Inhibitoren sollten nur bei nachgewiesenem oder hochgradigem Verdacht auf einen gastroösophagealen Reflux eingesetzt werden, da eine Anhebung des pH-Wertes des Magensafts zu einer Zunahme der bakteriellen Besiedlung im Magen führen kann und bei Reflux oder Erbrechen sogar die Pneumonierate erhöhen kann.

Botulinumtoxin kann, wie Baclofen oder Tolperison, bei Spastiken und Dystonien im Halsbereich eingesetzt werden. Zusätzlich sind Injektionen in den oberen Ösophagussphinkter bei sicher nachgewiesener und persistierender Tonussteigerung möglich [19]. Auch bei relativer Hypersalivation kann Botulinumtoxin in die Parotiden oder Gll. submandibulares injiziert werden [8, 14, 17, 22]. Zuvor sollte jedoch ein Therapieversuch mit 1%-iger Atropinlösung sublingual, mit transdermaler Applikation von Scopolamin oder systemischer Behandlung mit Amitriptylin erfolgen, wobei die systemische Behandlung mit Anticholinergika insbesondere bei älteren Patienten zu teils schweren Nebenwirkungen bis hin zu einem Delir führen kann. Diese Nebenwirkungen können mit der sublingualen Applikation 1%-iger Atropinlösung weitgehend vermieden werden. Alle diese Optionen sollten allerdings erst nach längerer funktioneller schlucktherapeutischer Behandlung in Betracht gezogen werden.

Levodopa kann zum einen über eine Steigerung des Antriebs eine Verbesserung der Dysphagie bewirken. Zum anderen gibt es Hinweise auf positive Effekte bei gestörter Triggerung des Schluckreflexes.

Für Amantadin in einer Tagesdosis von 100 mg konnte eine Reduktion der Pneumonierate bei neurogener Dysphagie nach zerebralen Ischämien gezeigt werden [20].

ACE-Hemmer können, über eine Hemmung des Abbaus von Substanz P, den Hustenstoß kräftigen.

Für die Bestätigung der Wirkung von Levodopa und der ACE-Hemmer stehen bislang jedoch größere Studien aus. Ebenfalls ist die Datenlage zur Wirkung von Amantadin begrenzt.

Bei Singultus ist eine Kombinationstherapie aus Baclofen, Domperidon und Protonenpumpeninhibitor wirksam. Gabapentin kann ebenfalls therapeutisch eingesetzt werden, auch als Add-on zur Dreifachtherapie.

Bei palatalen oder pharyngealen Myoklonien sind Valproinsäure oder Levetiracetam wirksam.

Jede medikamentöse Behandlung der Dysphagie behandelt letztlich nur ein Symptom des Symptomenkomplexes der neurogenen Dysphagie und sollte immer individuell und in Absprache mit dem dysphagietherapeutischen Team indiziert werden. Darüber hinaus sind die meisten Medikamente, nicht zuletzt auf Grund der häufig unzureichenden Studienlage, für diese Indikationen nicht zugelassen, sodass es sich beim Einsatz der Medikamente um einen Off-Label-Use handelt, welcher eine besondere Aufklärungspflicht über Wirkung und Nebenwirkungen der Therapie nötig macht.

Die funktionelle schlucktherapeutische Behandlung steht jedoch immer im Mittelpunkt der Behandlung einer Dysphagie, um den Rahmen dieses Kapitels nicht zu sprengen, muss diesbezüglich jedoch auf weitere Fachliteratur verwiesen werden.

Invasive Therapieverfahren bei neurogener Dysphagie incl. Indikationen zur Tracheotomie bei neurogener Dysphagie

Die Indikation zur Anlage einer perkutanen endoskopischen Gastrostomie (PEG) besteht bei absehbarer Notwendigkeit der enteralen Ernährung über mehr als vier bis sechs Wochen. Bei unklarer oder kürzerer Dauer kann eine Nasogastralsonde verwendet werden, auch wenn diese die Schluckfunktionen zusätzlich stört und somit in den meisten Fällen zu einer Zunahme der Dysphagie führt, welche jedoch durch Entfernung der Sonde reversibel ist.

Bei Gefahr der Speichelaspiration oder chronischer Speichelaspiration (entsprechend Rosenbek-Skala Grad 5-8 für Speichel) oder Aspiration von Flüssigkeiten (Skala Grad 5-8 für Flüssigkeiten) in Kombination mit gastroösophagealem Reflux muss über die Indikation einer Tracheotomie mit geblockter Trachealkanüle nachgedacht werden. Da es derzeit jedoch keine weiteren guten Prädiktoren für das Auftreten einer Aspirationspneumonie gibt und einige Patienten auch trotz chronischer Speichelaspiration über längere Zeit keine Aspirationspneumonie entwickeln, muss diese Entscheidung immer individuell getroffen werden. Bei Patienten, welche eine Aspirationspneumonie voraussichtlich nicht oder schlecht überstehen würden, sollte die Indikation zur Tracheotomie großzügiger gestellt werden. Faktoren, welche die Entscheidung zugunsten einer Tracheotomie beeinflussen, sind eine respiratorische Insuffizienz, eine Dyspnoe, eine Immunsuppression, eine bereits abgelaufene Aspirationspneumonie, bronchopulmonale Vorerkrankungen, Vigilanzminderungen, Koordinationsstörungen, ein Neglect, Kooperationsstörungen, ein schlechtes Speichelhandling sowie ein hämodynamisch instabiler Zustand.

Gegen die Entscheidung zu einer Tracheotomie kann vor allem der (mutmaßliche) Patientenwille sprechen. Darüber hinaus sollte Zurückhaltung geübt werden, wenn ausreichende Kompensationsmechanismen/-techniken vorhanden sind. Wie bei jeder medizinischen Entscheidung sind hier aber auch ethische Gesichtspunkte zu berücksichtigen und die Einschränkungen, z.B. der Kommunikation, der sozialen Integration und der sozialen Akzeptanz, welche aus einer Tracheotomie resultieren, zu bedenken.

Darüber hinaus gibt es mechanische und neurophysiologische Beeinträchtigungen durch eine Trachealkanüle: Die Hyoid- und Larynxelevation wird beeinträchtigt [1]. Dies führt zu einem ineffektiven Glottisschluss und zu einer unzureichenden Öffnung des OÖS. Die Trachealkanüle kann, vor allem bei längerer Verwendung einer geblockten Kanüle, selbst bei Verwendung eines Cuffdruckmessers, durch den Druck auf die Trachealwand zu einer Tracheomalazie führen. Auch die Sensibilität im Bereich des Larynx wird durch den fehlenden Luftstrom durch den Larynx reduziert, sodass die Triggerung des Schluckreflexes und des Hustenreflexes vermindert werden. Die spontane Schluckfrequenz nimmt nach Dekanülierung deutlich zu [27]. Der laryngeale Verschluss ist verkürzt und die Sekretproduktion wird gesteigert. Zusätzlich kommt es zu einer Minderung der Effekte sensibler, gustatorischer und olfaktorischer Reize und zu einer Atrophie der laryngealen Muskulatur. Durch das Tracheostoma und die geblockte Trachealkanüle können im subglottischen Raum keine physiologischen Druckverhältnisse aufgebaut werden, sodass ein physiologisches Schlucken allenfalls stark erschwert möglich ist. Allerdings existieren auch Untersuchungen, welche keine Hinweise auf negative Einflüsse einer Trachealkanüle auf die Schluckfunktionen fanden [6, 28].

Die reduzierte Larynxelevation, die Reduktion des Hustenreflexes, die Atrophie der laryngealen Muskulatur, die verminderte Sensibilität des Larynx und die Störung des Glottisschlusses sind mögliche Gründe für Aspirationen bei Patienten mit Trachealkanüle.

Dennoch hat die Anlage eines Tracheostomas natürlich auch Vorteile. Das Aspirationsrisiko wird deutlich vermindert, auch wenn eine Aspiration nicht vollkommen verhindert werden kann. Die Trachealkanüle ermöglicht ein besseres Sekretmanagement und, bei Verwendung einer Kanüle mit Absaugmöglichkeit oberhalb des Cuffs, auch eine quantitative Kontrolle des Aspirats. Im Gegensatz zur endotrachealen Intubation ist eine Stimmbandadduktion möglich. Das Risiko eines Verlustes des Atemweges ist im Vergleich zum Endotrachealtubus geringer, was in einem besseren Handling resultiert. Der Totraum wird, auch im Vergleich zum physiologischen Atmen, verkleinert und der Atemwegswiderstand reduziert und somit wird die notwendige Atemarbeit reduziert. Dies führt auch zu einem leichteren Entwöhnungsprozess von einer maschinellen Beatmung (Weaning). Tracheomalazien treten seltener auf als bei Endotrachealtuben. Die Kommunikation mit dem Patienten ist erleichtert, da dem Patienten Kopf- und Lippenbewegungen leichter möglich sind.

Darüber hinaus existieren weitere invasive Maßnahmen, welche nach strenger Prüfung der Indikation und nach vorheriger längerer schlucktherapeutischer Behandlung in Frage kommen können. Da die Schilderung dieser Maßnahmen jedoch den Rahmen sprengen würde, sei diesbezüglich auf weitere Fachliteratur verwiesen, z.B. das Kapitel „Chirurgische Interventionen bei Schluckstörungen" (S. 427-447) in Bartolome/Schröter-Morasch: Schluckstörungen – Diagnostik und Rehabilitation [4].

Literatur:

1. Amathieu, R., Sauvat, S., Reynaud, P., Slavov, V., Luis, D., Dinca, A., Tual, L., Bloc, S., Dhonneur, G. (2012). Influence of the cuff pressure on the swallowing reflex in tracheostomized intensive care unit patients. Br J Anaesth. 2012 Jun 26. [Epub ahead of print].
2, Aviv, J.E. (2000). Prospective, randomized outcome study of endoscopy versus modified barium swallow in patients with dysphagia. Laryngoscope. 110, 563-574.
3. Bartolome, G. (1999). Schluckstörungen. München: Urban & Fischer.
4. Bartolome, G., Schröter-Morasch, H. (Hrsg.). (2006). Schluckstörungen – Diagnostik und Rehabilitation. München-Jena: Urban & Fischer.
5. Bryant, M. (1991). Biofeedback in the treatment of a selected dysphagic patient. Dysphagia. 6, 140-144.
6. Donzelli, J., Brady, S., Wesling, M., Theisen, M. (2005). Effects of the removal of the tracheotomy tube on swallowing during the fiberoptic endoscopic exam of the swallow (FEES). Dysphagia. 20, 283-289.
7. Drakulovic, M.B., Torres, A., Bauer, T.T., Nicolas, J.M., Nogué, S., Ferrer, M. (1999). Supine body position as a risk factor for nosocomial pneumonia in mechanically ventilated patients: a randomised trial. Lancet. 354(9193), 1851-1858.
8. Hagenah, J., Kahl, K.G., Steinlechner, S., Lencer, R., Klein, C. (2005). Die Behandlung der Sialorrhö mit Botulinum-Toxin. Nervenarzt. 76, 418-425.
9. Hamdy, S., Aziz, Q., Rothwell, J.C., Crone, R., Hughes, D., Tallis, R.C., Thompson, D.G. (1997). Explaining oropharyngeal dysphagia after unilateral hemispheric stroke. Lancet. 350, 686-692.
10. Hiyama, T., Yoshihara, M., Tanaka, S., Haruma, K., Chayama, K. (2009). Effectiveness of prokinetic agents against diseases external to the gastrointestinal tract. J Gastroenterol Hepatol. 24(4), 537-546.
11. Hsiao, M.Y., Chang, Y.C., Chen, W.S., Chang, H.Y., Wang, T.G. (2012). Application of ultrasonography in assessing oropharyngeal Dysphagia in stroke patients. Ultrasound Med Biol. 38(9), 1522-1528.

12. Huang, Y.L., Hsieh, S.F., Chang, Y.C., Chen, H.C., Wang, T.G. (2009). Ultrasonographic evaluation of hyoid-larynx approximation in dysphagic stroke patients. Ultrasound Med Biol. 35(7), 1103-1108.

13. Kuhl, V., Eicke, B.M., Dieterich, M., Urban, P.P. (2003). J Neurol. Sonographic analysis of laryngeal elevation during swallowing. 250(3), 333-337.

14. Lagalla, G., Millevolte, M., Capecci, M., Provinciali, L., Ceravolo, M.G. (2006). Botulinum toxin type A for drooling in Parkinson's disease: a double-blind, randomized, placebo-controlled study. Mov Disord. 21, 704-707.

15. Langmore, S.E., Schatz, K., Olsen, N. (1988). Fiberoptic endoscopic examination of swallowing safety: a new procedure. Dysphagia. 2, 216-219.

16. Macrae, P.R., Doeltgen, S.H., Jones, R.D., Huckabee, M.L. (2012). Intra- and inter-rater reliability for analysis of hyoid displacement measured with sonography. J Clin Ultrasound. 40(2), 74-78.

17. Mancini, F., Zangaglia, R., Cristina, S., Sommaruga, M.G., Martignoni, E., Nappi, G., et al. (2003). Double-blind, placebo-controlled study to evaluate the efficacy and safety of botulinum toxin type A in the treatment of drooling in parkinsonism. Mov Disord. 18, 685-688.

18. Martin-Harris, B., Jones, B. (2008). The Videofluorographic Swallowing Study. Phys Med Rehabil Clin N Am. 19(4), 769-785.

19. Murry, T., Wassermann, T., Carrau, R.L., Castillo, B. (2005). Injection of botulinum toxin A for the treatment of dysfunction of the upper esophageal sphincter. Am J Otolaryngol. 26, 157-162.

20. Nakagawa, T., Wada, H., Sekizawa, K., Arai, H., Sasaki, H. (1999). Amantadine and pneumonia. Lancet. 353, 1157.

21. Nusser-Müller-Busch, R. (2004). Die Therapie des facio-oralen Traktes – F.O.T.T. nach Kay Coombes. Berlin-Heidelberg-New York: Springer.

22. Ondo, W.G., Hunter, C., Moore, W. (2004). A double-blind placebo-controlled trial of botulinum toxin B for sialorrhea in Parkinson's disease. Neurology. 62, 37-40.

23. Palmer, J.B., Kuhlemeier, K.V., Tippett, D.C., Lynch, C. (1993). A protocol for the videofluorographic swallowing study. Dysphagia. 8(3), 209-214.

24. Pareek, N., Williams, J., Hanna, D., Johnson, W.D., Minocha, A., Abell, T.L. (2007). Prokinetic therapy reduces aspiration pneumonia in

tube-fed patients with severe developmental disabilities. Am J Ment Retard. 112(6), 467-471.

25. Rosenbek, J.C., Robbins, J.A., Roecker, E.B., Coyle, J.L., Wood, J.L. (1996). A penetration-aspiration scale. Dysphagia. 11, 93-98.
26. Ryu, J.S., Lee, J.H., Kang, J.Y., Kim, M.Y., Shin, D.E., Shin, D.A. (2012). Evaluation of Dysphagia after cervical surgery using laryngeal electromyography. Dysphagia. 27(3), 318-324.
27. Seidl, R.O., Nusser-Müller-Busch, R., Ernst, A. (2002). Der Einfluß von Trachealkanülen auf die Schluckfrequenz bei neurogenen Schluckstörungen. Neurol & Rehabil. 8, 122-125.
28. Terk, A.R., Leder, S.B., Burrell, M.I. (2007). Hyoid bone and laryngeal movement dependent upon presence of a tracheotomy tube. Dysphagia. 22, 89-93.
29. Yamaya, M., Yanai, M., Ohrui, T., Arai, H., Sasaki, H. (2001). Interventions to prevent pneumonia among older adults. J Am Geriatr Soc. 49, 85-90.

Klinisches Aspirationsscreening

O. Glassl

Einleitung

Grundsätzlich werden zwei große Indikationsgruppen zur Tracheotomie mit entsprechender Kanülenversorgung unterschieden: einerseits die mechanische Behinderung der Atmung im Kehlkopf oder in der oberen Trachea (zur Sicherung des Atemweges), andererseits die Aspirationsgefahr im Rahmen einer Dysphagie (zum Schutz der unteren Atemwege). Die Aspiration ist eine der kritischsten akuten Komplikationen einer bestehenden oropharyngealen Dysphagie (6, 47, 51). Die klare Beziehung zwischen einer bestehenden oropharyngealen Dysphagie und einer sich konsekutiv entwickelnden Aspirationspneumonie mit potentiellem Letalitätsrisiko gilt als nachgewiesen (1, 10, 21, 22, 32, 42). Das folgende Kapitel befasst sich mit dem klinischen Screening der Schluckfunktion zur Einschätzung des Aspirationsrisikos.

Die häufigste Ursache für eine oropharyngeale Dysphagie ist der Schlaganfall (62). Die Prävalenz der oropharyngealen Dysphagie liegt bei Schlaganfallspatienten[1] in der ersten Woche nach dem Ereignis bei 37 – 78 %, wobei die angegebene Spannweite durch unterschiedliche Diagnosemethoden bedingt ist (34). Innerhalb von 14 Tagen zeigt sich bei ca. 50 % dieser Patienten eine spontane Remission der Symptome (5). Nach einem Monat liegt die Rate der Patienten mit beeinträchtigter Schluckfunktion noch bei 2 – 21 %, nach 3 Monaten leiden noch immer 7% der Patienten an einer Dysphagie (3, 22). Auch Patienten, die an anderen neurologisch-systemischen Erkrankungen wie z.B. Morbus Parkinson, Amyotropher Lateralsklerose, Multipler Sklerose, ZNS-Tumoren u.a. leiden, sowie Patienten mit Erkrankungen aus dem HNO-Bereich (insb. onkologische Er-

[1] Zur besseren Lesbarkeit wird im Folgenden die männliche Bezeichnung verwendet. Es sind jedoch immer beide Geschlechter gemeint.

krankungen) und dem orthopädisch-chirurgischen Bereich können akut oder im Verlauf der Erkrankung eine Dysphagie entwickeln (44, 52).

Der Begriff „Aspiration“ ist definiert als das Eindringen von Flüssigkeiten oder Nahrung in den Kehlkopf bis unterhalb der Stimmlippenebene. Dies zeigt sich bei ca. 34 - 81 % der oben beschriebenen heterogenen Gruppe von Dysphagiepatienten (57, 59). Bei bis zu 67% dieser Patienten findet die Aspiration „still“ statt, d.h. ohne äußerlich erkennbare Schutzreflexe wie z.B. einem Husten oder Räuspern (11, 17, 18, 30, 31, 58). Das relative Risiko, eine Aspirationspneumonie zu entwickeln, ist bei Patienten, die aspirieren, 6,95 – 13 Mal größer als bei Patienten, die nicht aspirieren (21, 42). In einer Studie von Kidd et al. (22) entwickelten 68% der Patienten (Z.n. akutem Schlaganfall) mit nachgewiesener Aspiration im Verlauf eine Pneumonie - in der Vergleichsgruppe der Patienten, die nicht aspirierten, zeigte sich diese Komplikation nur in 6% der Fälle.

Gegenwärtig werden die Videofluoroskopie des Schluckaktes (VFSS) und die Fiberoptische endoskopische Evaluation des Schluckaktes (FEES) im Sinne von sich gegenseitig ergänzenden Untersuchungen als Goldstandard in der Beurteilung oropharyngealer Dysphagien allgemein anerkannt (2, 10, 23, 43, 50, 62). Diesen Untersuchungen geht in der Regel ein umfassender schlucktherapeutischer klinischer Befund mit entsprechender Anamnese voraus, in dessen Rahmen die Funktionen des Orofacialtraktes sowie der allgemeine motorische, respiratorische, kognitive und nutritive Status des Patienten erhoben wird (35, 53). Ziel dieser Untersuchungen ist es, die Ursache und den Mechanismus der bestehenden Dysphagie zu klären und eine Aussage über spezifische Aspirationsrisiken verschiedener Nahrungskonsistenzen zu treffen (4). Aus den Ergebnissen sollte eine Therapieleitlinie abgeleitet werden können. Die vorgenannten Untersuchungen sind jedoch aufwendig und sollten daher gezielt, d.h. bedarfsgerecht (vgl. § 70 SGB V) eingesetzt werden, um Unterversorgung an anderer Stelle vorzubeugen. Es wird also ein Screeninginstrument benötigt, welches das tertiärpräventive Ziel hat, Patienten mit hohem Aspirationsrisiko zu identifizieren um mögliche Komplikationen der Grunderkrankung zu verhindern (zu allgemeinen Prinzipien von Screeningverfahren siehe auch: Nielsen & Lang, 1999 (36)).

Möglichkeiten und Grenzen von Screeningverfahren im Bereich der Dysphagiediagnostik

Patienten, die an einer Dysphagie leiden, bieten im klinischen Alltag - unabhängig von einer gezielten Schluckuntersuchung - verschiedene offensichtliche Symptome. Es wurde jedoch mehrfach nachgewiesen, dass, gemessen am Goldstandard der Videofluoroskopie, kein einzelnes Symptom eine ausreichende Sensitivität oder Spezifität zur Einschätzung des Aspirationsrisikos erreicht (10, 29, 31, 33, 35). Die in der folgenden Tabelle aufgeführten, auch vom nicht dysphagiologisch geschulten Kliniker leicht erkennbaren Symptome und Syndrome sind vielmehr unspezifisch und können auch bei anderen Erkrankungen ohne Aspirationsgefahr auftreten. Dies birgt neben der Gefahr, Risikopatienten zu übersehen ebenfalls das Problem, dass Patienten ungerechtfertigt einem zu restriktiven Ernährungsmanagement zugeführt werden.

Symptome und begleitende Syndrome einer Dysphagie (10, 16, 22, 31, 33, 35)
- Stimmveränderung nach dem Schlucken (insb. „gurgelnde Stimme") - Husten oder Räuspern während und nach dem Schlucken - Ständiges Räuspern - Klagen über Passagestörung (Nahrung „bleibt im Hals stecken") - Gewichtsverlust - Verlängerte Nahrungsaufnahme - Essensunlust - klinische, auskultatorische und laborchemische Infektzeichen - Pooling oral - Lähmungen und/oder Sensibilitätsstörungen im orofacialen Bereich - pathologische Reflexe im orofacialen Bereich - Dysarthrie - Dysphonie, gurgelnde Stimme - Speichelfluss - permanent offener Mund mit oder ohne Mundatmung

Trotz mangelnder Aussagekraft einzelner Symptome und Syndrome bezüglich einer Aspiration konnte nachgewiesen werden, dass Kombinationen von klinischen Symptomen und klinischen Tests eine ausreichende Sensitivität erreichen, um im klinischen Alltag diejenigen Patienten zu identifizieren, die einer weiteren Schluckuntersuchung unterzogen werden sollten (4, 10, 11, 12, 28, 31, 35).

Im Folgenden wird nun ein Screeningverfahren vorgestellt, welches ärztlichen und nichtärztlichen Mitarbeitern des Gesundheitswesens die Möglichkeit gibt, Patienten mit bestehendem Aspirationsrisiko zu identifizieren. Für diese Patientengruppe sollte dann, wie oben beschrieben, eine ausführliche klinische und bildgebende Schluckdiagnostik durch entsprechendes Fachpersonal durchgeführt werden.

Das Screeningverfahren nach Daniels et al. (1997, 1998, 2000)

Das Screeningverfahren nach Daniels et al. (10, 11, 12) zeigte in mehreren Reviews mit 92,3 % eine vergleichsweise hohe Sensitivität bezüglich der Vorhersage eines Aspirationsrisikos. Die dazugehörige Studie wurde mehrfach nach standardisierter Beurteilung als methodologisch hochwertig, valide, reliabel und bezüglich der Aussagekraft als generalisierbar eingestuft (8, 13, 41, 45, 55). Darüber hinaus wurde das Verfahren in mehreren Folgestudien von unterschiedlichen Autoren bezüglich verschiedener Zielparameter untersucht und in seiner klinischen Anwendbarkeit größtenteils bestätigt (27, 35, 49).

Daniels et al. schlagen die im Folgenden aufgeführten sechs klinischen Symptome als Aspirationsprediktoren vor. Dementsprechend besteht ein hohes Aspirationsrisiko, wenn sich zwei oder mehr dieser Symptome beim Patienten zeigen (Sensitivität 92,3 %, Spezifität 66,7 %, Daniels et al. (10, 12)):

- unnormales bzw. schwaches willkürliches Husten
- auffälliger bzw. fehlender Würgereflex
- Dysarthrie
- Dysphonie
- Stimmveränderung nach dem Schluckversuch
- Husten während oder (bis zu einer Minute) nach dem Schluckversuch

Die Aussagekraft des Parameters „auffälliger/fehlender Würgreflex“ wird dadurch eingeschränkt, dass sich bei 13 – 31% der gesunden Bevölkerung kein Würgreflex nachweisen lässt (14, 24). Aus diesem Grunde sollte das prämorbide Vorhandensein des Würgreflexes, soweit möglich, durch Befragung des Patienten erhoben werden, um die Genauigkeit dieser Untersuchung zu erhöhen.

Die vorstehend beschriebenen Prediktoren „Stimmveränderungen nach dem Schluckversuch“ und „Husten während oder nach dem Schluckversuch“ zeigen sich erst im Rahmen eines Schluckversuchs. Für den von Daniels et al. (10) vorgeschlagenen Schluckversuch sollten die nachstehend aufgeführten Kontraindikationen für einen klinischen Schlucktest beachtet werden (4):

- Vigilanzminderung i. S. einer Somnolenz
- insuffizienter Hustenstoß
- bereits bekannte Aspirationszeichen
- pathologische Lungenbefunde

Folgende Untersuchungsmaterialien werden benötigt:

- Spritze (20 ml) zum Abmessen der Wassermenge
- 70 ml kaltes Trinkwasser
- Trinkbecher, ggf. mit Nasenausschnitt

Der Schluckversuch wird wie folgt durchgeführt:

Dem aufrecht sitzenden Patienten werden zunächst 5 ml Trinkwasser über einen Strohhalm oder direkt aus einer Tasse (je nach Präferenz des Patienten) verabreicht. Anschließend werden die Mengen auf 10 bzw. 20 ml gesteigert. Jede Menge wird zwei Mal verabreicht, so dass im Verlauf insgesamt 70 ml Trinkwasser geschluckt werden. Die laryngeale Elevation wird vom Testleiter am Hals des Patienten palpiert. Weiterhin wird der Patient nach jedem Schluck aufgefordert auf „ah“ zu phonieren, um mögliche Stimmveränderungen festzustellen. Zeigt der Patient während oder innerhalb einer Minute nach dem Schlucken ein Husten, Räuspern oder Stimmveränderungen, wird der Test vor Erreichen der Gesamtmenge beendet. Das Husten oder eine Stimmveränderung nach dem Schlucken wird dichotom als vorhanden oder nicht vorhanden notiert.

Zur Dokumentation des vorstehend beschriebenen Verfahrens, hat sich der folgende Protokollbogen im klinischen Alltag bewährt:

Dokumentation:

Klinisches Screening

der Schluckfunktion

Patienten- etikett

Datum: __/__/__ Uhrzeit: __:__ h Untersucher: ________

1. Relevante Diagnosen u. Befunde:

Cerebraler Insult/Intracerebrale Blutung	nein	ja
Sonstige neurologische Vorerkrankungen		
Bekannte Pulmonale Vorerkrankung (z.B. COPD) ?	nein	ja
Sonstiges (z.B. Trachealkanüle)		
Vigilanz	wach	herabgesetzt

2. Aspirationsprediktoren nach Daniels et al., (1997)

Aspirationsprediktoren					o.B	Befund
Würg-reflex	prä-morbid	vhd.	n.vhd.	aktuell	nicht verändert	verän-dert
willk. Husten					regelrecht	schwach
Sprechstörung (Dysarthrie)					nein	ja
Stimmstörung (Dysphonie)					nein	ja
Husten/Räuspern nach/während dem Schluckversuch (siehe 3.)					nein	ja
Stimmveränderung nach dem Schluckversuch (siehe 3.)					nein	ja
Σ der vorhandenen Befunde > oder = 2					nein	ja

3. Schluckversuch

	Klinische Aspirationszeichen: Husten o. Räuspern während oder nach dem Schlucken	
Schluck 1 (5 ml H_2O)	Nein	ja
Schluck 2 (5 ml H_2O)	Nein	ja
Schluck 3 (10 ml H_2O)	Nein	ja
Schluck 4 (10 ml H_2O)	Nein	ja
Schluck 5 (20 ml H_2O)	Nein	ja
Schluck 6 (20 ml H_2O)	Nein	ja

4. Weitere Vorgehensweise

Schlucktherapeutische Untersuchung des Schluckaktes	nein	ja
Orale Flüssigkeitszufuhr/Ernährung	nein	ja

____

Unterschrift

Die in der Originalarbeit (10) mit 66,7 % angegebene Spezifität zeigt an, dass ein Teil der als aspirationsgefährdet eingestuften Patienten falsch positiv identifiziert wird. Hiervon sind u. a. Patienten mit bestehender COPD (Prävalenz in der Allgemeinbevölkerung der Industrieländer ca. 10%) oder mit bestehendem Lungenemphysem betroffen. Sie zeigen auch unabhängig von einer Aspiration ein regelmäßiges Husten und Räuspern (19) und sind der klinischen Erfahrung nach nur schwer bezüglich des Aspirationsrisikos zu beurteilen. Es sollte daher eine genaue Anamnese erhoben werden, um das diagnostische Verfahren zur Abgrenzung möglicher Differenzialdiagnosen entsprechend zu erweitern. Trotzdem ist ein kurzzeitig ungerechtfertigt restriktives Ernährungsmanagement bei „falsch positiven Patienten" mit schneller Revision durch einen geschulten Dysphagietherapeuten einem risikobehafteten Management mit der Gefahr der Entwicklung einer Pneumonie vorzuziehen.

Der Anwendung des Screeningverfahrens sollte immer eine entsprechende Schulung durch einen erfahrenen Dysphagietherapeuten vorausgehen. Es ist weiterhin hervorzuheben, dass das Verfahren von Daniels et al. (10, 11, 12) nur für Patienten mit Schlaganfall validiert wurde. Der klinischen Erfahrung nach lässt sich das Verfahren jedoch auch für Patienten mit anderen neurologischen Grunderkrankungen anwenden. Trotzdem ist für dieses erweiterte Anwendungsspektrum eine wissenschaftliche Validation anzustreben. Für die Gruppe der im HNO-Bereich onkologisch erkrankten Patienten ist die Frage nach einem tertiärpräventiven Screening nachrangig, da die im Rahmen der onkologischen Diagnostik und Nachsorge stattfindende endoskopische Bildgebung von Pharynx und Larynx immer auch zur Beurteilung der Schluckfunktion genutzt werden kann und einem klinischen Screening diagnostisch überlegen ist.

Neben dem hier vorgeschlagenen Screening von Daniels et al. (10, 11, 12) werden in der einschlägigen Fachliteratur weitere Verfahren empfohlen, die ebenfalls auf der Kombination von verschiedenen klinschen Symptomen beruhen, und welche im Vergleich mit dem Goldstandard der Videofluoroskopie und der Videoendoskopie validiert wurden (zur Übersicht siehe: 8, 13, 41, 45, 48, 55). Es ist jedoch gegenwärtig noch nicht klar, welches dieser Verfahren den größten klinischen Nutzen bringt (13). Es konnte jedoch, unabhängig von spezifischen Verfahren, insbesondere für die Versorgung von Patienten mit zerebrovaskulären Erkrankungen nachgewiesen werden, dass ein in den klinischen Diagnostikpfad implementiertes Aspirationsscreening das Pneumonierisiko, die stationäre Verweildauer und die Kosten für das Gesundheitswesen senkt (20, 33, 37).

Exkurs: Pulsoximetrie und Aspiration

Ein weiteres Symptom, welches wiederholt bezüglich seines prediktiven Wertes im Rahmen eines Aspirationsscreenings untersucht wurde, ist der pulsoximetrisch gemessene postdeglutitive Abfall der Sauerstoffsättigung. In den Arbeiten von Chong et al. (9), Lim et al. (28) sowie Smith et al. (56) wird die Technik der Pulsoximetrie in Kombination mit der klinischen Untersuchung der Schluckfunktion als Aspirationsscreening mit Hilfe einer instrumentellen Untersuchung validiert. Alle Arbeiten wurden in einem unabhängigen Review (8) als methodisch valide bewertet. Es wurden ausschließlich Patienten mit zerebrovaskulärer Hirnschädigung in unterschiedlichen Phasen des Rehabilitationsverlaufes untersucht. Der folgenden Übersicht sind die Ergebnisse der Validierung zu entnehmen.

Validität von pulsoximetriebasierten Screeningverfahren					
Studie	n	Sensitivität	Spezifität	PPV	NPV
Chong et al., 2003 (9)	50	94,1 %	62,5 %	84,2 %	83,3 %
Lim et al., 2001 (28)	59	100 %	70,8 %	78,8 %	100 %
Smith et al., 2000 (56)	53	65 %	96 %	95 %	70 %
PPV= Positive Predictive Value, NPV = Negative Predictive Value					

Die unterschiedlichen Ergebnisse der verschiedenen Arbeiten erklären sich durch Unterschiede im Studiendesign. Trotzdem zeigten alle Arbeiten eine akzeptable Validität, welche sich jedoch durchgehend erst durch die kombinierte Analyse der klinischen und der pulsoximetrischen Daten ergab.

Es wurden in den letzten Jahren jedoch auch Arbeiten veröffentlicht, welche keinen Zusammenhang zwischen einer Aspiration und einem konsekutiven Abfall der Sauerstoffsättigung nachweisen konnten (46, 54). Während im Rahmen der Studie von Sellars et al. (54) nur sechs Patienten untersucht wurden, untersuchten Ramsey et al. (46) 189 Patienten pulsoximetrisch und klinisch. Es wurden aus dieser Gruppe 54 Patienten zusätzlich videofluoroskopisch zur Validierung des Screeningergebnisses beurteilt. In diesem Rahmen zeigte sich sowohl für den Verlauf der Sauerstoffsättigung als Einzelparameter als auch in Kombination mit einer klinisch-radiographischen Untersuchung keine ausreichende Sensitivität (33 % bzw. 60 %) oder Spezifität (62 % bzw. 41 %) zum Nachweis oder zum Ausschluss einer Aspiration. Die Methodik und Qualität der Arbeit von Ramsey et al. (46) ist hierbei mit den oben beschriebenen Arbeiten von Smith et al. (56), Lim et al. (28) und Chong et al. (9) vergleichbar. Eine bisher unveröffentlichte Studie des Autors des vorliegenden Kapitels zeigte ebenfalls keinen Zusammenhang zwischen einer Aspiration und einem postdeglutitiv pulsoximetrisch messbaren Sauerstoffabfall. Die gegenwärtig vorliegenden Daten zur Validität der pulsoximetrisch gemessenen Sauerstoffsättigung lassen somit nur eingeschränkt auf einen Nutzen im Aspirationsscreening schließen. Es wird daher auf eine genauere Darstellung der entsprechenden Verfahren in diesem Kapitel verzichtet.

Klinische Screeningverfahren bei Patienten mit Trachealkanülen

Wie bereits oben beschrieben, stellt die Aspirationsgefahr im Rahmen einer bestehenden oropharyngealen Dysphagie eine Indikation zur Tracheotomie mit entsprechender Trachealkanülenversorgung dar. Leder et al. (26) konnten nachweisen, dass das Aspirationsrisiko zumindest in der Akutsituation durch die veränderte anatomische Situation einer Tracheotomie mit Kanülenversorgung allein nicht verändert ist, d.h. dass sich bei Patienten, die vor der Tracheotomie aspirierten, weiterhin Speichel und andere Materialien subglottisch oberhalb des Cuffs der geblockten Trachealkanüle ansammeln. Durch den Cuff wird das Eindringen dieses Aspirats weitestgehend, jedoch nicht vollständig verhindert (60). Unabhängig von der ursprünglichen Tracheotomieindikation zeigt sich diese Form der subglottischen Aspiration bei 50 – 70 % der tracheotomierten Patienten

(15, 39, 61). Nach einer Studie von Pannunzio (39) fanden 77% dieser Aspirationen „still" statt. Die geblockte Trachealkanüle verringert das Pneumonierisiko zwar, die Einschätzung des Aspirationsrisikos bleibt jedoch weiterhin insbesondere für das Dekanülierungsmanagement eine wichtige klinische Aufgabe. Daher haben Kliniker in den letzten Jahren auch für diese Patientengruppe ein Screeningverfahren zur Beurteilung des Aspirationsrisikos entwickelt, dessen Sensitivität jedoch begrenzt ist:

Beim Modified Evans Blue Dye-Test (MEBD-Test) werden dem Patienten blau angefärbte Nahrungs- und Flüssigkeitsschluckproben (z.B. mit Methylen-blau oder blauer Lebensmittelfarbe) verabreicht. Unmittelbar nach dem Schlucken dieser Proben wird dann beim Patienten tracheal abgesaugt. Ist das abgesaugte Sekret blau verfärbt, zeigt dies in jedem Fall eine Aspiration an. Die Sensitivität dieser Untersuchung im Vergleich zur Videofluoroskopie und Videoendoskopie wird jedoch in der Literatur für neurologische Patienten mit nur 50% (7, 15) und bei etiologisch gemischtem Patientenkollektiv mit 38% - 72% (38, 40) angegeben. Nur eine vergleichbare Studie konnte, begrenzt auf Patienten mit onkologischen Erkrankungen im HNO-Bereich, eine Sensitivität von 95,24% bei einer Spezifität von 100%, verglichen mit dem Verfahren der Videoendkoskopie, nachweisen (61). Darüber hinaus ist die Toxizität der verwendeten Färbestoffe bei Aspiration bisher nicht eindeutig geklärt. Dementsprechend sollte die diagnostische Aussagekraft dieser Testmethode je nach Ätiologie der Schluckstörung kritisch beurteilt werden. Aus vorgenannten Gründen wird auf eine detailliertere Darstellung des Testverfahrens an dieser Stelle verzichtet und auf die Originalliteratur zu diesem Thema verwiesen.

Ausschlaggebend für einzelne Schritte im Dekanülierungsprozess bleiben die bildgebenden Verfahren der Videofluoroskopie und der Videoendoskopie des Schluckaktes (47, 53). Die entsprechenden Parameter sind im Kapitel 9 dieser Ausgabe beschrieben.

Literatur:

1. Aviv JE, Martin JH, Sacco RL, Zagar D, Diamond B, Keen MS, Blitzer A (1996). Supraglottic and pharyngeal sensory abnormalities in stroke patients with dysphagia. The annals of otology, rhinology and laryngology. 105 (2): 92-97.
2. Aviv JE (2000). Prospective, randomized outcome study of endoscopy versus modified barium swallow in patients with dysphagia. *The Laryngoscope.* 110 (4): 563-574.
3. Barer DH (1989). The natural history and functional consequences of dysphagia after hemispheric stroke. *Journal of neurology, neurosurgery, and psychiatry.* 52 (2): 236-41.
4. Bartolome G (2006). Klinische Eingangsuntersuchung bei Schluckstörungen. In: Bartolome G, Schröter-Morasch H (Hrsg.). *Schluckstörungen, Diagnostik und Rehabilitation.* 3. Auflage, Urban & Fischer Verlag München , S. 156 – 172.
5. Bath PMW, Bath FJ, Smithard, DG (2002). Interventions for dysphagia in acute stroke (Cochrane Review). In: *The Cochrane Library*, Issue 4. Oxford: Update Software.
6. Boenninghaus HG (1993). *Hals-Nasen-Ohrenheilkunde.* 9. Auflage, Springer-Verlag Berlin. S. 352.
7. Brady SL, Hildner CD, Hutchins BF (1999). Simultaneous Videofluoroscopic Swallow Study and Modified Evans Blue Dye Procedure: An Evaluation of Blue Dye Visualization in Cases of Known Aspiration. *Dysphagia.* 14: 146-149.
8. Bours JJWG, Speyer R, Lemmens J, Limburg M & deWit R (2009). Bedside screening tests vs. videofluoroscopy or fibreoptic endoscopic evaluation of swallowing to detect dysphagia in patients with neurological disorders: systematicreview. *Journal of Advanced Nursing.* 65 (3):477-493.
9. Chong MS, Lieu PK, Sitoh YY, Meng YY, Leow LP (2003). Bedside Clinical Methods Useful as Screening Test for Aspiration in Elderly Patients with Recent and Previous Strokes. *Annals, Academy of Medicine, Singapore.* 32:790 –794.
10. Daniels SK, McAdam CP, Brailey K, Foundas AL (1997). Clinical Assessment of Swallowing and Prediction of Dysphagia Severity. *American Journal of Speech-Language Pathology.* 6 (4): 17-24.

11. Daniels SK, Brailey K, Priestly DH, Herrington LR, Weisberg LA, Foundas AL (1998). Aspiration in Patients with Acute Stroke. *Archives of Physical Medicine and Rehabilitation.* 79: 14-19.

12. Daniels SK, Ballo LA, Mahoney MC, Foundas AL (2000). Clinical Predictors of Dysphagia and Aspiration Risk: Outcome Measures in Acute Stroke Patients. *Archives of Physical Medicine and Rehabilitation.* 81 (8): 1030-1033.

13. Daniels SK, Anderson JA, Willson PC (2012). Valid Items for Screening Dysphagia Risk in Patients with Stroke - A Systematic Review. *Stroke.* 43: 892 - 897.

14. Davies AE, Kidd D, Stone SP, MacMahon J (1995). Pharyngeal sensation and gag reflex in healthy subjects. *Lancet.* 25; 345 (8948): 487 - 488.

15. Donzelli J, Brady S, Wesling M, Craney M (2001). Simultaneous Modified Evans Blue Dye Procedure and Video Nasal Endoscopic Evaluation of the Swallow. *The Laryngoscope.*111 (10): 1746 -1750.

16. Finestone HM, Greene-Finestone LS (2003). Rehabilitation medicine: 2. Diagnosis of dysphagia and its nutritional management for stroke patients. *Canadian Medical Association Journal.* 11; 169 (10): 1041-1044.

17. Garon BR, Engle M, Ormiston C (1996). Silent Aspiration: Results of 1000 Videofluoroscopic Swallow Evaluations. *Neurorehabilitation and Neural Repair.* 10 (2), 121-126.

18. Garon BR, Sierzant T, Ormiston C. (2009). Silent Aspiration: results of 2.000 video fluoroscopic evaluations. *The Journal of neuroscience nursing: journal of the American Association of Neuroscience Nurses.* 41 (4): 178-185.

19. Herold, G (2001). *Innere Medizin.* Köln: Eigenverlag. S. 281ff.

20. Hinchey, J. A., Shephard, T., Furie, K., Smith, D., Wang, D. & Tonn, S. (2005). Formal Dysphagia Screening Protocols Prevent Pneumonia. *Stroke*, 36: 1972 - 1976.

21. Holas MA, DePippo KL, Reding MJ (1994). Aspiration and Relative Risk of Medical Complications Following Stroke. *Archives of Neurology.* 51: 1051 - 1053.

22. Kidd D, Lawson J. Nesbitt R, MacMahon J (1995). The natural history and clinical consequences of aspiration in acute stroke. *QJM Monthly journal of the Association of Physicians.* 88: 409-413.

23. Langmore SE (2003). Evaluation of oropharyngeal dysphagia: which diagnostic tool is superior? *Current opinion in otolaryngology & head and neck surgery.* 11 (6): 485-489.

24. Leder SB (1996). Gag reflex and dysphagia. *Head & Neck.* 18 (2):138-141.

25. Leder SB (1997). Videofluoroscopic Evaluation of Aspiration with Visual Examination of the Gag Reflex and Velar Movement. *Dysphagia.* 12: 21-23.

26. Leder SB, Ross DA (2000). Investigation of the causal relationship between tracheotomy and aspiration in the acute care setting. The Laryngoscope. 110 (4): 641-644.

27. Leder SB, Espinosa JF (2002). Aspiration Risk after Acute Stroke: Comparison of Clinical Examination and Fiberoptic Endoscopic Evaluation of Swallowing. *Dysphagia.* 17: 214-218.

28. Lim SHB, Lieu PK, Phua SY, Seshadri R, Venketasubramanian N, Lee SH, Choo PWJ (2001). Accuracy of Bedside Clinical Methods Compared with Fiberoptic Endoscopic Examination of Swallowing (FEES) in Determining the Risk of Aspiration in Acute Stroke Patients. *Dysphagia,* 16: 1-6.

29. Linden P, Kuhlemeier KV, Patterson C (1993). The Probability of Correctly Predicting Subglottic Penetration from Clinical Observations. *Dysphagia.* 8: 170-179.

30. Lundy DS, Smith C, Colangelo L, Sullivan PA, Logemann JA, Lazarus CL, Newman LA, Murry T, Lombard L, Gaziano J (1999). Aspiration: Cause and implications. *Otolaryngology-Head and Neck Surgery.* 120 (4): 474-478.

31. Mari F, Matei M, Ceravolo MG, Pisani A, Montesi A, Provinciali L (1997). Predictive value of clinical indices in detecting aspiration in patients with neurological disorders. *Journal of Neurology, Neurosurgery, and Psychiatry.* 63: 456-460.

32. Marik PE, Kaplan D (2003). Aspiration pneumonia and dysphagia in the elderly. *Chest.* 124: 328–336.

33. Martino R, Pron G, Diamant N (2000). Screening for Oropharyngeal Dysphagia in Stroke: Insufficient Evidence for Guidelines. *Dysphagia.* 15 (1): 19-30.

34. Martino R, Foley N, Bhogal S, Diamant N, Speechley M, Teasell R (2005). Dysphagia after Stroke: Incidence, Diagnosis, and Pulmonary Complications. *Stroke.* 36: 2756-2753.

35. McCullough GH, Wertz RT, Rosenbek JC (2001). Sensitivity and specificity of clinical/bedside examination signs for detecting aspiration in adults subsequent to stroke. *Journal of Communication Disorders.* 34 (1-2): 55-72.

36. Nielsen C, Lang RS (1999). Principles of screening. *The Medical clinics of North America.* 83 (6):1323-1337.

37. Odderson IR, MCKenna BS (1993). A model for management of patients with stroke during the acute phase. Outcome and economic implications. *Stroke.* 24: 1823-1827.

38. O'Neil-Pirozzi TM, Lisiecki DJ, Jack Momose K, Connors JJ, Milliner MP (2003). Simultaneous modified barium swallow and blue dye tests: a determination of the accuracy of blue dye test aspiration findings. *Dysphagia.* 18 (1): 32 – 38.

39. Pannunzio TG (1996). Aspiration of oral feedings in patients with tracheostomies. *AACN Clinical Issues: Advanced Practice in Acute & Critical Care.* 7 (4): 560 – 569.

40. Peruzzi WT, Logemann JA, Currie D, Moen SG (2001). Assessment of aspiration in patients with tracheostomies: comparison of the bedside colored dye assessment with videofluoroscopic examination. *Respiratory care.* 46 (3): 243 – 247.

41. Perry L, Love CP (2001). Screening for Dysphagia and Aspiration in Acute Stroke: A Systematic review. *Dysphagia.* 16: 7 – 18.

42. Pikus L, Levine MS, Yang YX, Rubesin SE, Katzka DA, Laufer I, Gefter WB (2003). Videofluoroscopic studies of swallowing dysfunction and the relative risk of pneumonia. *American Journal of Roentgenology.* 180 (6):1613 – 1616.

43. Pluschinski P, Blonder M (2009). Die fiberendoskopische Evaluation des Schluckens. In: Seidel S, Stanschus S (Hrsg.): *Dysphagie – Diagnostik und Therapie, Ein Kompendium.* Schulz Kirchner Verlag , S. 111 – 126.

44. Prosiegel M (2002). Neurologie von Schluckstörungen. In: Prosiegel M. *Praxisleitfaden Dysphagie.* 1. Auflage Verlag Hygieneplan Bad Homburg, S. 24 ff.

45. Ramsey DJC, Smithard DG, Kalra L (2003). Early Assessments of Dysphagia and Aspirations Risk in Acute Stroke Patients. *Stroke.* 34: 1252 – 1257.

46. Ramsey DJC, Smithard DG, Kalra, L (2006). Can Pulse Oximetry or a Bedside Swallowing Assessment Be Used to Detect Aspiration after Stroke? *Stroke.* 37: 2984 – 2988.

47. Schelling A (2002). Tracheotomie und Kanülenversorgung. In: Prosiegel M. *Praxisleitfaden Dysphagie*. 1. Auflage Verlag Hygieneplan Bad Homburg, S. 134.

48. Schepp SK, Tirschwell DL, Miller RM Longstreth WT (2012). Swallowing Screens after Acute Stroke, A Systematic Review. *Stroke* 43: 869 – 871.

49. Schroeder MF, Daniels SK, McClain M, Corey DM, Foundas A L (2006). Clinical and cognitive predictors of swallowing recovery in stroke. *Journal of Rehabilitation Research & Development*, 43 (3), 301 – 310.

50. Schröter-Morasch H, Bartolome G, Troppmann N, Ziegler W (1999). Values and Limitations of Pharyngolaryngoscopy (Transnasal, Transoral) in Patients with Dysphagia. *Folia Phoniatrica et Logopaedica*. 51: 172-182.

51. Schröter-Morasch H (2006). Medizinische Basisversorgung von Patienten mit Schluckstörungen-Trachealkanülen - Sondenernährung. In: Bartolome G, Schröter-Morasch H (Hrsg.). *Schluckstörungen, Diagnostik und Rehabilitation*. 3. Auflage, Urban & Fischer Verlag München. S. 211 – 244.

52. Schröter-Morasch H (2006). Schluckstörungen bei Erkrankungen der oropharyngealen und laryngealen Strukturen. In: Bartolome G, Schröter-Morasch H (Hrsg.). *Schluckstörungen, Diagnostik und Rehabilitation*. 3. Auflage, Urban & Fischer Verlag München. S. 75 ff.

53. Schröter-Morasch H (2006). Klinische Untersuchung des Oropharynx und Videoendoskopische Untersuchung der Schluckfunktion. In: Bartolome G, Schröter-Morasch H (Hrsg.). *Schluckstörungen, Diagnostik und Rehabilitation*. 3. Auflage, Urban & Fischer Verlag München. S. 173-208.

54. Sellars C, Dunnet C, Carter R (1998). A Preliminary Comparison of Videofluoroscopy of Swallow and Pulse Oximetry in the Identification of Aspiration in Dysphagic Patients. *Dysphagia*. 13: 82 – 86.

55. Singh S, Hamdy S (2005). Dysphagia in stoke patients. *Postgraduate Medical Journal*, 82 (968):383-391.

56. Smith HA, Lee SH, O'Neill P, Conolly MJ (2000). The combination of bedside swallowing assessment and oxygen saturation monitoring of swallowing in acute stroke: a safe and humane screening tool. *Age and Ageing*, 29: 495 – 499.

57. Smith Hammond CA, Goldstein LB, Horer RD, Ying J, Gray L, Gonzalez-Rothi L, Bolser DC (2009). Predicting Aspiration in Patients with

Ischemic Stroke: Comparison of clinical Signs and Aerodynamic Measures of Voluntary Cough. *Chest,* 135; 769 - 777.

58. Splaingard ML, Hutchins B, Sulton LD, Chaudhuri G (1988). Aspiration in rehabilitation patients: videofluoroscopy vs bedside clinical assessment. *Archives of physical medicine and rehabilitation.* 69 (8): 637-640.

59. Warnecke T, Teismann I, Meimann W, Ölenberg S, Zimmermann J, Krämer C, Ringelstein EB, Schäbitz WR, Dziewas R (2008). Assessment of aspiration risk in acute ischaemic stroke - evaluation of the simple swallowing provocation test. *Journal of Neurology, Neurosurgery, and Psychiatry,* 79: 312 - 314.

60. Winklmaier U, Wüst K, Schiller S, Wallner F (2006). Leakage of fluid in different types of tracheal tubes. *Dysphagia.* 21 (4): 237 - 242.

61. Winklmair U, Wüst K, Plinkert PK, Wallner F (2007). The accuracy of the modified Evans blue dye test in detecting aspiration in head and neck cancer patients. *European archives of oto-rhino-laryngology.* 264: 1059 - 1064.

Literatur Internet:

62. Deutsche Gesellschaft für Neurotraumatologie und Klinische Neuropsychologie e.V. (DGNKN) (2003). Qualitätskriterien und Standards für die Diagnostik und Therapie von Patienten mit neurologischen Schluckstörungen/Neurogene Dysphagien - Leitlinien 2003 der DGNKN; [Online Dokument] URL: http://www.dgnkn.de/, [01.08.2008].

Die Geschichte der Tracheotomie

St. Welschehold

Die Mitte der 1980er Jahre eingeführten modernen perkutanen dilatativen Tracheotomieverfahren beschreiben als wesentlichen Vorteil die Eröffnung der Atemwege in einem der späteren Größe des Tracheostoma angepassten Durchmesser und die weitgehend vereinfachte Durchführung der Maßnahme. Jedoch bleibt anzumerken, dass bereits in der Vergangenheit verschiedentlich Versuche unternommen wurden, um einen schnellen, einfachen und sicheren Zugang zu den Atemwegen zu bekommen.

Aus historischen Überlieferungen ist bekannt, dass offensichtlich bereits ca. 3000 Jahre v. Chr. Öffnungen der Atemwege vorgenommen wurden, wenn auch nichts über den Zweck überliefert ist (6). Die ersten dokumentierten Eröffnungen der Atemwege werden Hippocrates (460-380 v.Chr.) zugeschrieben, wenn auch offensichtlich bereits im alten Ägypten (ca. 1500 v. Chr.) chirurgische Eingriffe an den Atemwegen durchgeführt wurden (10).

Schließlich wurden durch den griechischen Arzt Galen mehrere Bronchiotomien (der historische Begriff für Tracheotomien) durchgeführt, und Asklepiades (um Christi Geburt) bezieht sich auf seine Technik. Es ist davon auszugehen, dass das Verfahren nur im äußersten Notfall angewendet und mehr oder weniger von Chirurg zu Chirurg überliefert wurde, ohne dass wesentliche eigene Erfahrungen bestanden (1, 8, 9).

Bereits im 7. Jahrhundert n. Chr. wurden von Paulos von Aegina wesentliche, auch heute noch gültige Verfahren zur operativen Tracheotomie, wie die Eröffnung der Luftwege zwischen zwei Knorpelspangen und die Vernähung mit der Haut beschrieben (4).

Durch die Entwicklung modernerer Instrumente und entsprechender Trachealkanülen fand das Verfahren schließlich eine breitere Anwendung und regelhafte Erwähnung in wesentlichen zeitgenössischen Lehrbüchern der Chirurgie, unter anderem dem immer wieder in diesem Zusammenhang zitierten Lehrbuch von Hieronymus Fabricius ab Aquapendente (Professor in Padua, 1537-1619). Er gibt wesentliche Hinweise auf die Indikationen, die technische Durchführung und beschreibt auch das Einführen einer

Kanüle in die geschaffene Öffnung. Wesentliche operative Schritte, die sehr an die heutige operative Tracheotomie erinnern, sind hier aufgeführt, wie die quere Inzision der Haut und das Einführen einer Kanüle in die geschaffene Öffnung (3).

Schließlich beschrieb Sanctorio Sanctorius (1561-1636) erstmals ein Verfahren, das als erste perkutane Methode bezeichnet werden kann. Er eröffnete die Luftröhre nicht wie bisher durch chirurgische Präparation, sondern durch einen Stich durch die Haut hindurch und dehnte die Öffnung auf, um dann eine Kanüle einzulegen. Eine ähnliche Technik wurde durch Decker im Jahre 1673 beschrieben (9).

Während als Indikationen für das Verfahren bis dahin im Wesentlichen die Fremdkörperaspiration und Verletzungen galten, wurde das Spektrum durch die verheerenden Diphterieepidemien Ende des 18. / Anfang des 19. Jahrhundert erweitert. Trousseau beschrieb eine große Serie von Tracheotomien anlässlich der großen Diphterieepidemien (12). Ebenso wurden Versuche unternommen, die Tracheotomie zu vereinfachen. Daraus entwickelten sich die ersten perkutan-dilatativen Verfahren (7).

Durch die Entwicklung der Verfahren der Anästhesie und Intubation wurde schließlich der Tracheotomie Ende des 20. Jahrhunderts weniger Aufmerksamkeit geschenkt, nicht zuletzt auch aufgrund der hohen erkrankungs- und verfahrensbedingten Mortalität. Bereits 1869 wurde durch Trendelenburg die erste blockbare Trachealkanüle entwickelt und schließlich Jahre später in die Routine eingeführt.

Schließlich beschrieb C. Jackson 1909 wesentliche, auch heute noch gültige Therapieprinzipien der operativen Tracheotomie und konnte in seinem Patientenkollektiv die Mortalität auf 3-4% senken. Er somit gilt als Begründer der modernen chirurgischen Tracheotomie (5).

Durch Toye wurde 1969 ein perkutan dilatives Tracheotomieverfahren in Seldingertechnik eingeführt, das als Verfahren für den Notfall entwickelt wurde, sich jedoch nicht durchsetzen konnte (11). Schließlich wurde die Idee des Zuganges zu den Atemwegen mittels Seldingertechnik erneut 1985 aufgegriffen und Ciaglia beschrieb das erste Verfahren der perkutanen dilatativen Tracheotomie mit unterschiedlichen Dilatatoren (2), das in der Folge immer weiter entwickelt wurde und aus dem sich dann unterschiedliche Systeme (Zange, Monodilatator, Gewinde, Ballon) entwickelten.

Festzuhalten bleibt, dass bereits vor Jahrhunderten Versuche unternommen wurden, die Tracheotomie zu vereinfachen, jedoch erst die Entwicklung von geeigneten Kunststoffen und Instrumenten Verfahren zuließen, die sich heute in fast allen Kliniken durchgesetzt haben.

Literatur

1. Byhahn C: Tracheotomie. Indikation und Anwendung in der Intensivmedizin. Darmstadt, Steinkopff, 2000, vol 1.
2. Ciaglia P, Firsching R, Syniec C: Elective percutaneous dilatational tracheostomy. A new simple bedside procedure; preliminary report. Chest 87:715-719, 1985.
3. Fabricius ab Aquadente H: Opera cirurgica, in Schuchardt B (ed) Zur Geschichte der Tracheotomie bei Croup und Diphterie. Berlin, Teubner, 1887, pp 536-537.
4. Heiberg I: Paulus Aegineta, in. Berlin, Lipsiae et Berolini;Teubner, 1924.
5. Jackson C: Tracheotomy. Laryngoscope 19:285-290, 1909.
6. Pahor AL: Ear, nose and throat in ancient Egypt. Part III. J Laryngol Otol 106:863-873, 1992.
7. Schüller M: Die Tracheotomie, Laryngologie und Exstirpation des Kehlkopfes. Stuttgart, Enke, 1880.
8. Sosath J: Die geschichtliche Entwicklung der perkutanen dilatativen Tracheotomieverfahren im historischen Kontext, in Klinik und Poliklinik für Anästhesiologie und Intensivmedizin. Greifswald, Medizinische Fakultät der Ernst-Moritz-Arndt-Universität, 2007
9. Sprengel K: Geschichte der Chirurgie. T. 1. Geschichte der wichtigsten Operationen. Halle, Kümmel, 1805.
10. Szmuk P, Ezri T, Evron S, Roth Y, Katz J: A brief history of tracheostomy and tracheal intubation, from the Bronze Age to the Space Age. Intensive Care Med 34:222-228, 2008.
11. Toye FJ, Weinstein JD: Clinical experience with percutaneous tracheostomy and cricothyroidotomy in 100 patients. J Trauma 26:1034-1040, 1986.
12. Trousseau A: Du tubage de la glotte et de la trachéotomie. Paris, 1851.

Methoden der dilatativen Tracheotomie

T. Kerz

Derzeit finden fünf verschiedene Verfahren zur perkutanen dilatativen Tracheotomie Verwendung:

- *Ciaglia*-Verfahren (Fa. Cook, Fa. Rüsch, Fa. Smiths Medical) oder Weiterentwicklungen davon wie *Blue-Rhino* (Fa. Cook), *Portex-Ultraperc* bzw. *Uniperc* (Fa. Smiths Medical), *Percuquick* (Fa. Rüsch) und *Experc* (Fa. Tracoe Medical),
- *Zangen*-Verfahren nach *Griggs* (Fa. Smiths Medical)
- *Retrograde perkutane Tracheotomie* nach *Fantoni* (Fa. Covidien)
- *Percu-Twist* (Fa. Rüsch)
- *Ciaglia-Blue-Dolphin* (Fa. Cook)

Prinzipiell folgen alle Methoden (ausgenommen das Fantoni-Verfahren) einem Verfahren, bei dem zunächst ein horizontaler Hautschnitt erfolgt, der nur wenig größer als der Durchmesser der später einzubringenden Kanüle sein sollte. Der Hautschnitt sollte die direkt darunter liegende Faszie mit erfassen. Dann wird der Endotrachealtubus bis kurz unterhalb der Stimmritze zurückgezogen. Durch die Diaphanoskopie kann die Punktionsstelle nochmals bestimmt werden. Die Punktion der Trachea erfolgt mit der Hohlnadel unter direkter Kontrolle mit dem Bronchoskop um sicherzugehen, dass die Kanüle tatsächlich intratracheal liegt. Es sollte darauf geachtet werden, dass das Bronchoskop nicht aus dem Tubus nach distal hervorragt, um es gegen versehentliche Punktionen zu schützen. Danach wird über die Kanüle ein Seldinger-Draht eingeführt. Über diesen Draht wird der Dilatator vorgeschoben, der das eigentliche Stoma dilatiert. Nach Entfernen des Dilatators wird die definitve Trachealkanüle eingeführt. Bei Frauen ist dies in der Regel eine 8er, bei Männern eine 9er-Kanüle.

Sofern keine ultraschallgesteuerte Punktion vorgenommen wird, sollte auf halber Distanz zwischen Lig. conicum und Manubrium sternum punktiert werden (Abb. 1), in den meisten Fällen wird dann der Trachealzwischenraum 2-3 oder 3-4 erreicht. Eine Punktion auf Höhe 1-2 ist ebenfalls möglich. Zur sicheren Abgrenzung der Trachealspangen kann eine stumpfe Präparation mit dem Finger oder der Schere erfolgen, bis die einzelnen Spangen getastet werden können [1]. Dabei können jedoch venöse oder auch arterielle Gefäße angetroffen werden, die ggfs. ligiert werden müssen, um eine Blutung bei der späteren Dehnung zu verhindern. Der Tubuscuff kann beim Zurückziehen des Tubus getastet werden, so dass sicher keine Punktion in den Cuff erfolgt. Die Präparation sollte keinesfalls zu ausführlich erfolgen, denn das Stoma soll der Trachealkanüle später fest anliegen, so dass Nachblutungen aus dem Dilatationskanal sich selbst tamponieren.

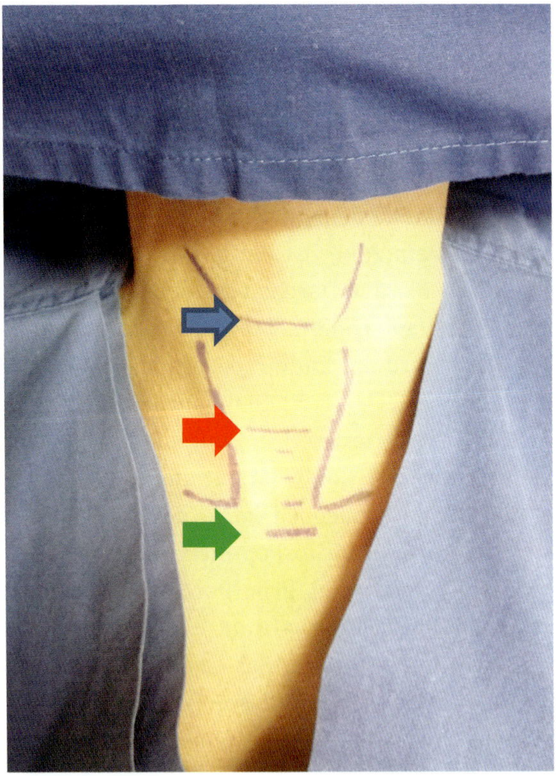

Abb. 1: Die Punktion erfolgt in der Mitte (roter Pfeil) zwischen Lig. conicum (blauer Pfeil) und Manubrium sterni (grüner Pfeil).

Ultraschallgestützte Punktion

Die ultraschallgestützte Punktion der Trachea erlaubt die Abgrenzung der einzelnen Trachealknorpel und damit im Gegensatz zur Punktion nach Landmarken die Punktion auf einer definierten Höhe. Dadurch können Stenosen (zu hohe Punktion) oder Blutungen (zu tiefe Punktion) vermieden werden. Durch die Darstellung des prätrachealen Schilddrüsengewebes und der Blutgefäße können Punktionshöhe und Stichrichtung optimal gewählt werden. Die Trachea stellt sich auf Grund ihrer Luftfüllung nicht dar. Die Methode lässt sich leicht erlernen, bereits nach kurzer Übung gelingt die Identifizierung relevanter Strukturen sicher [2, 3]. Abb. 2 zeigt einen prätrachealen Längschnitt mit Cricoid, Schilddrüsenisthmus, Trachealknorpeln 1-3 und dorsaler Schallauslöschung. Die Punktionsnadel erzeugt ebenso wie die Knorpel eine Schallauslöschung, anhand derer der Punktionsverlauf erkennbar ist.

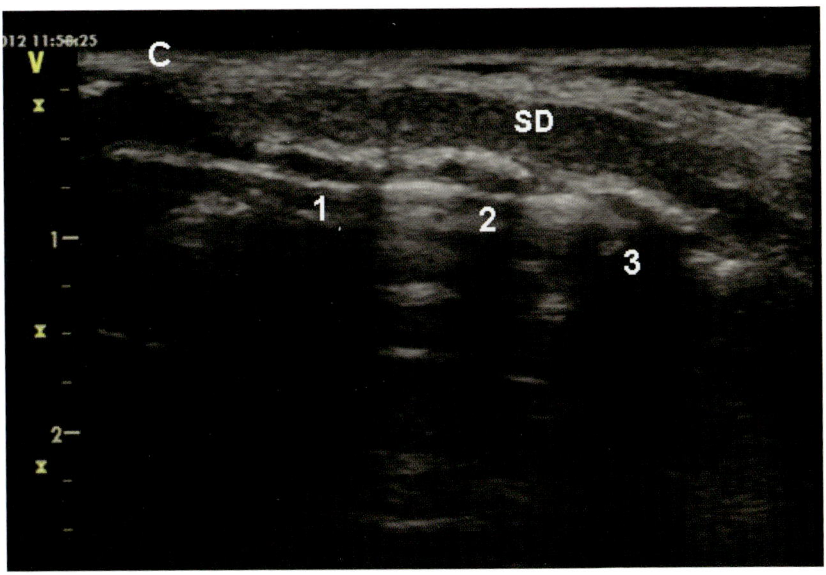

Abb. 2: Prätrachealer Längsschnitt. C = Cricoid, 1 – 3: Trachelknorpel 1 – 3, SD: Schilddrüse. Schallschatten dorsal der Knorpel

Im Folgenden werden die einzelnen Verfahren genauer vorgestellt.

Methode nach Ciaglia (Mehrschritt-Bougie-Verfahren)

Die Methode wurde von Pasquale Ciaglia, einem US-amerikanischen Thoraxchirurgen, 1985 erstmals beschrieben [4] und besteht in einem Mehrschritt-Verfahren, bei dem nach initialer Punktion der Trachea das Stoma über Dilatatoren ansteigender Größen (Abb. 3) aufgeweitet und dann die definitive Trachealkanüle eingebracht wird. Auf Grund der Mehrfachdilatation und des damit verbundenen Zeitaufwands wird die Methode zunehmend seltener eingesetzt.

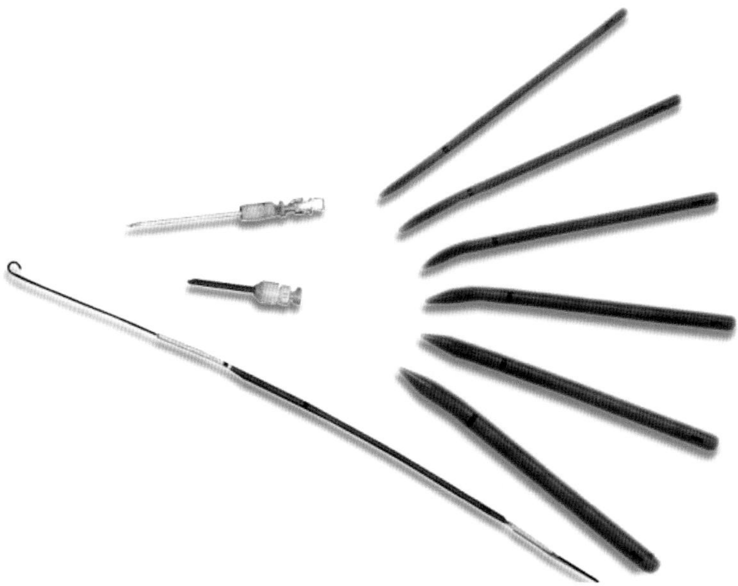

Abb. 3: Dilatatoren-Set nach Ciaglia

Ein-Schritt-Bougie-Verfahren (Blue-Rhino, Portex-Ultraperc, Percuquick, Tracoe percutan)

Ciaglia entwickelte sein Verfahren weiter und beschrieb 1999 die Dilatation nur noch mit einem einzigen, konischen Dilatator. Da dieser in der Form an das Horn eines Rhinozeros erinnert, erhielt er u.a. den Namen „Blue-Rhino". Der Dilatator wird bis zu einer Markierung vorgeschoben, welche dem Durchmesser der späteren Trachealkanüle entspricht. Der Dilatator ist hydrophil beschichtet und muss vor dem Einführen mit Wasser oder Kochsalz benetzt werden, um besser zu gleiten. Nach Entfernen des Dilatators wird der Tracheotomietubus über den verbleibenden Draht eingelegt (Abb. 4).

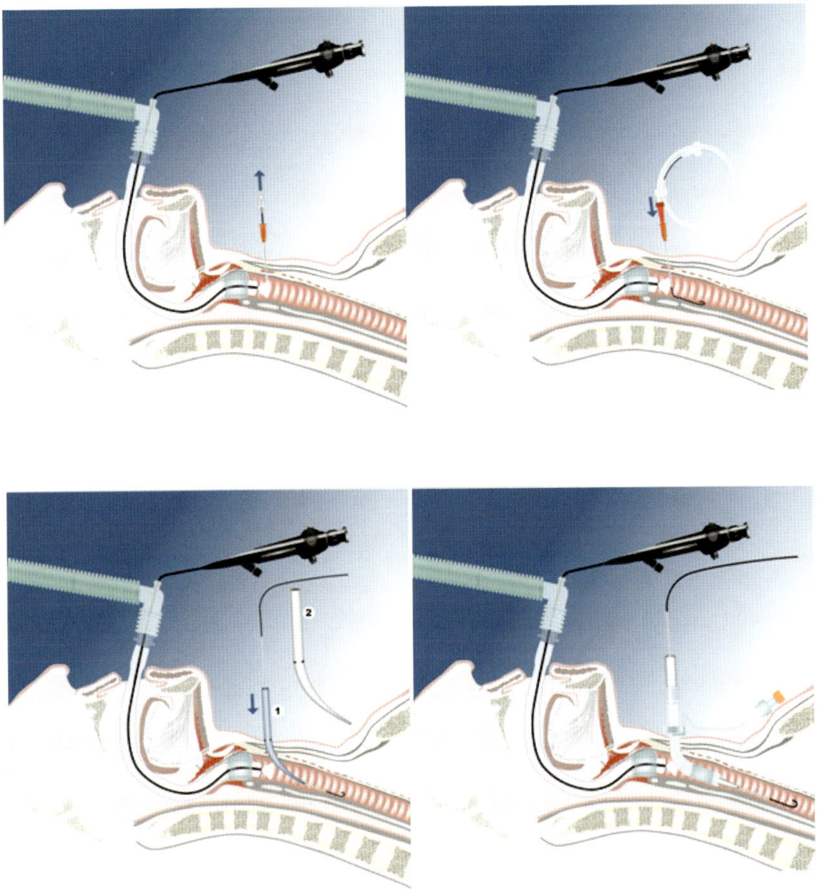

Abb. 4: Ciaglia-Einschrittverfahren

Abb. 5 zeigt das Set der Fa. Cook, bei dem zunächst mit dem konischen Dilatator das Stoma angelegt wird. Die Trachealkanüle wird dann über einen der 3 beiliegenden Ladedilatatoren geschoben und schließlich Kanüle und Ladedilatator zusammen über den noch liegenden Führungsdraht eingelegt. Die Ladedilatatoren bestehen entweder aus weichem Material, um sich an die Form starrer Trachealkanülen anzupassen, oder aus steiferem Material, um weichen Trachelkanülen beim Einführen Halt zu verleihen.

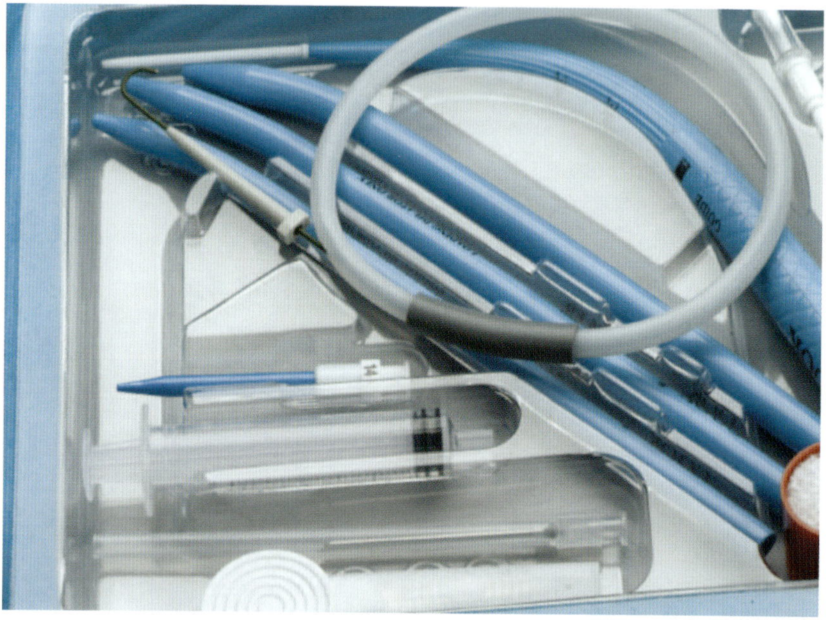

Abb. 5: Blue-Rhino Set, Fa. Cook

Abb. 6 zeigt das Portex-Ultraperc-System der Fa. Smiths Medical. Die Trachealkanüle arretiert über der im Set befindlichen Einführhilfe, das Set wird dann inkl. der Kanüle über den Führungsdraht vorgeschoben (Abb. 7 und 8). Von Smiths sind auch serielle Dilatatoren wie im Ciaglia-Set der Fa. Cook erhältlich.

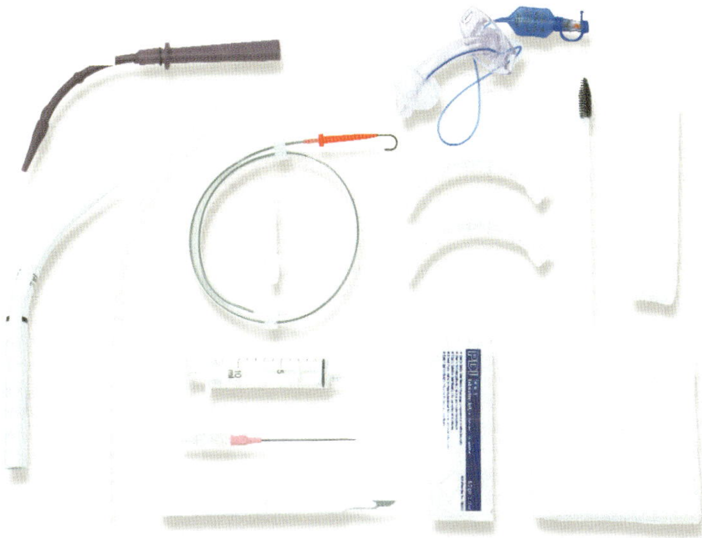

Abb. 6: Portex Ultraperc Set, Fa. Smiths Medical

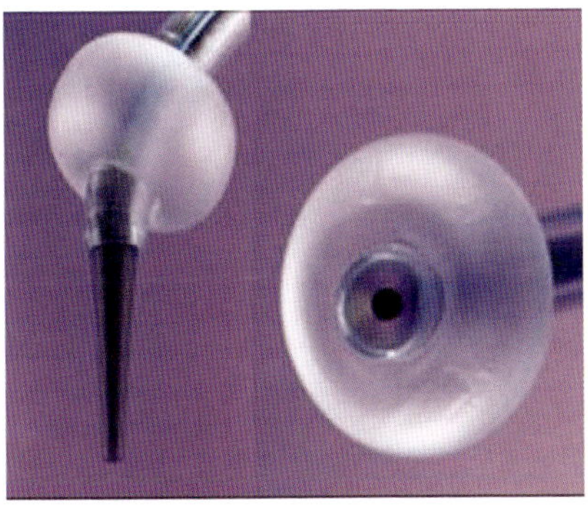

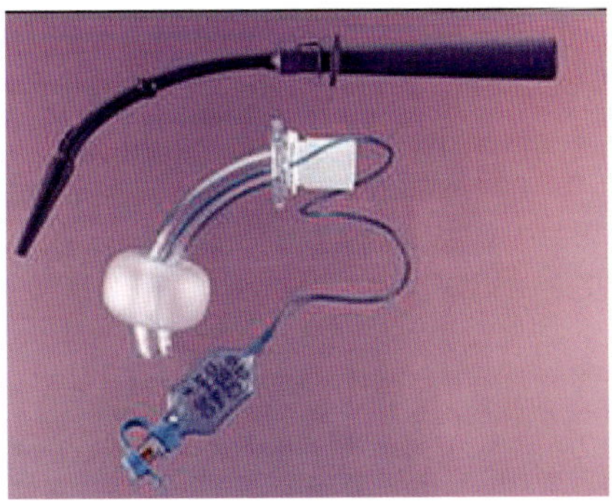

Abb. 7 **Abb. 8**

Die Abbildung 9 zeigt das Uniperc-Set der Fa. Smiths Medical, welches speziell für Patienten mit Übergewicht konzipiert ist und über eine lange Punktionsnadel bzw. einen überlangen Dilatator verfügt.

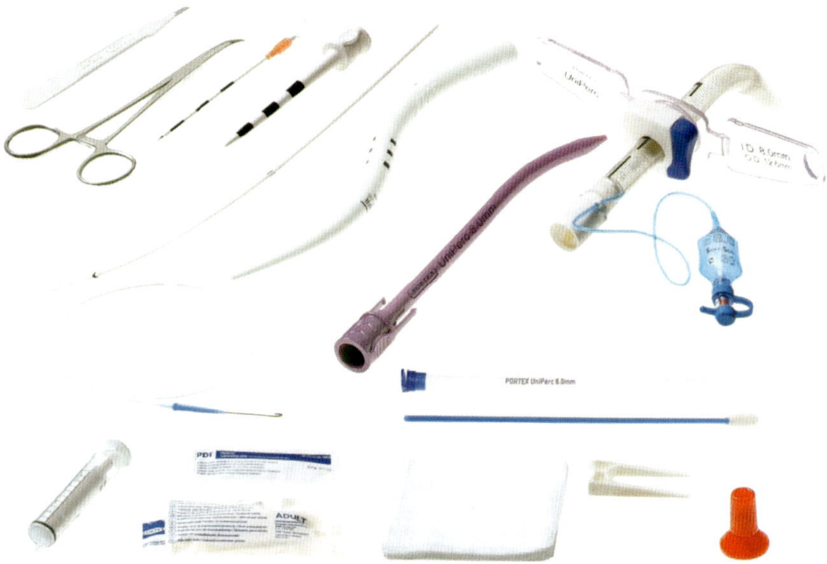

Abb. 9: Portex Uniperc Set, Fa. Smiths Medical

Die Abb. 10 zeigt den Percuquick-Dilatator (Fa. Rüsch), welcher ebenfalls ein Ein-Schritt-Bougie-Verfahren darstellt. Auch von Rüsch werden noch Mehrschritt-Dilatatorsysteme angeboten.

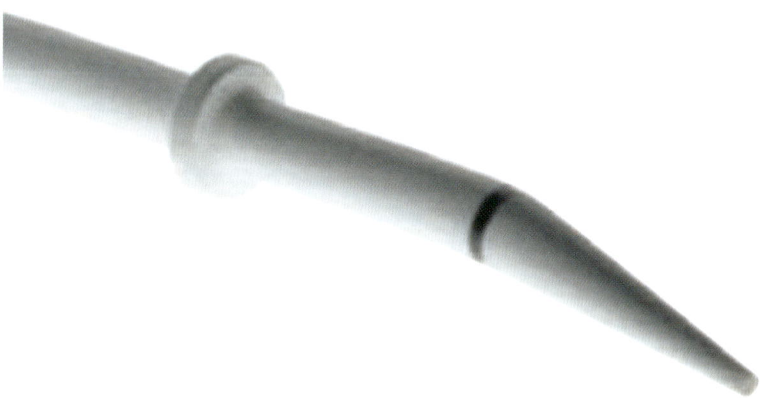

Abb. 10: Percuquick-Dilatator, Fa. Rüsch

Das Tracoe Experc-Set der Fa. Tracoe Medical (Abb. 11) verfügt wie das Ultraperc-System über einen Applikator, mit dem die Trachealkanüle nach Dilatation des Stomas eingebracht wird. Beim Tracoe Experc-Set twist wurde eine spezielle Silikonmembran an die Einführhilfe angebracht (Abb. 11a), die den Kalibersprung zwischen Applikator und Kanüle ausgleicht. Dadurch soll das Einführen der Kanüle erleichtert werden, indem die Kanüle beim Einführen nicht an z.B. einem Trachealknorpel hängenbleiben kann. Beim TRACOE experc-Set vario (Abb. 11b) wird nach der Kanülierung zuerst die Einführhilfe und erst danach der Führungskatheter mit dem Silikonschirm entfernt. Der Seldingerdraht kann vorher oder zusammen mit dem Führungskatheter gezogen werden.

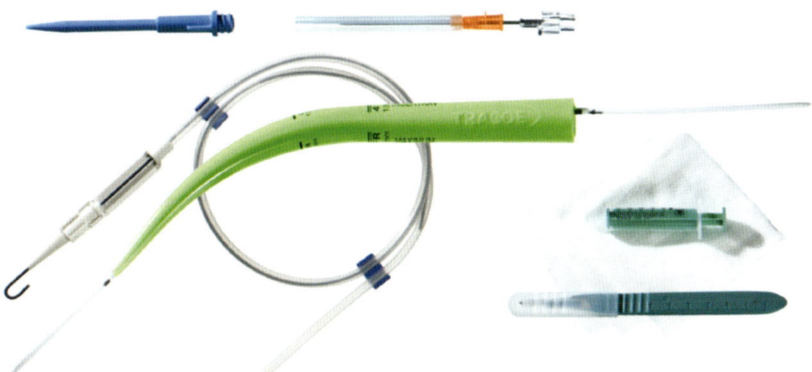

Abb. 11: Experc-Set, Fa. Tracoe Medical

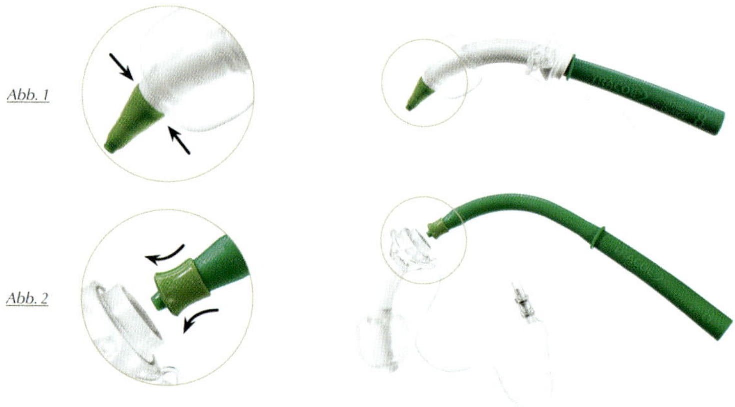

Abb. 11a: Experc-Twist Set. Silikonmembran, die nach Laden der Kanüle auf den Applikator einen Kalibersprung verhindert

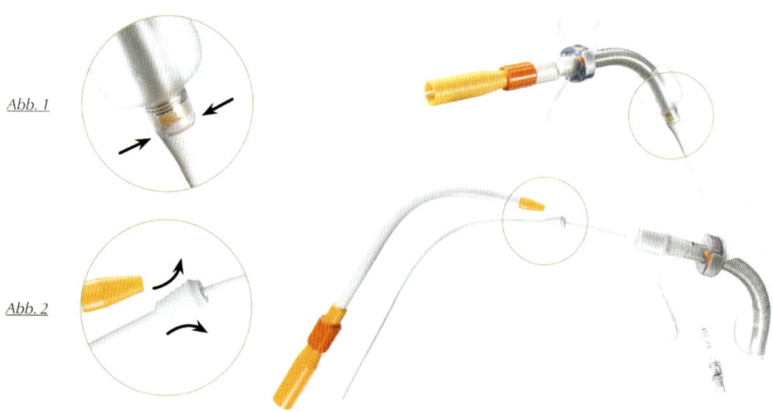

Abb. 11b: Experc-Vario Set. Silikonschim zum Ausgleich des Kalibersprungs

Methode nach Griggs (Zangen-Methode)

Die perkutane Dilatationstracheotomie nach Griggs (australischer Anästhesist und Intensivmediziner) wird nach Trachealpunktion mit der Kanüle und Einbringen des Seldinger-Drahtes nicht mit einem Dilatator, sondern mittels einer Zange durchgeführt [5]. Zuvor muss über den Draht eine kleine Vordilatation vorgenommen werden, da sonst die Branchen der Zange nicht eingeführt werden können (Abb. 12 + 13). Obwohl bei dieser Methode die Aufdehnung des Stomas nur grob manuell kontrolliert werden kann, sind z.B. Trachealrupturen nie beschrieben worden. Je nach Struktur des Gewebes muss hierbei mehr oder weniger Kraft zur Dilatation aufgewendet werden. Nach unserer Erfahrung muss die Methode etwa 2-3 Mal angewandt werden, um ein Gefühl für das Ausmaß der erforderlichen Dehnung zu erhalten.

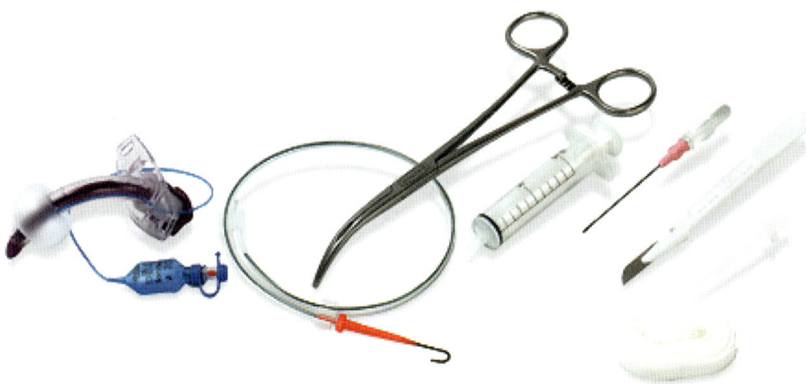

Abb. 12: Griggs-Set. Der kleine weiße Dilatator (rechts) dient der Vordilatation, um die Zange einführen zu können.

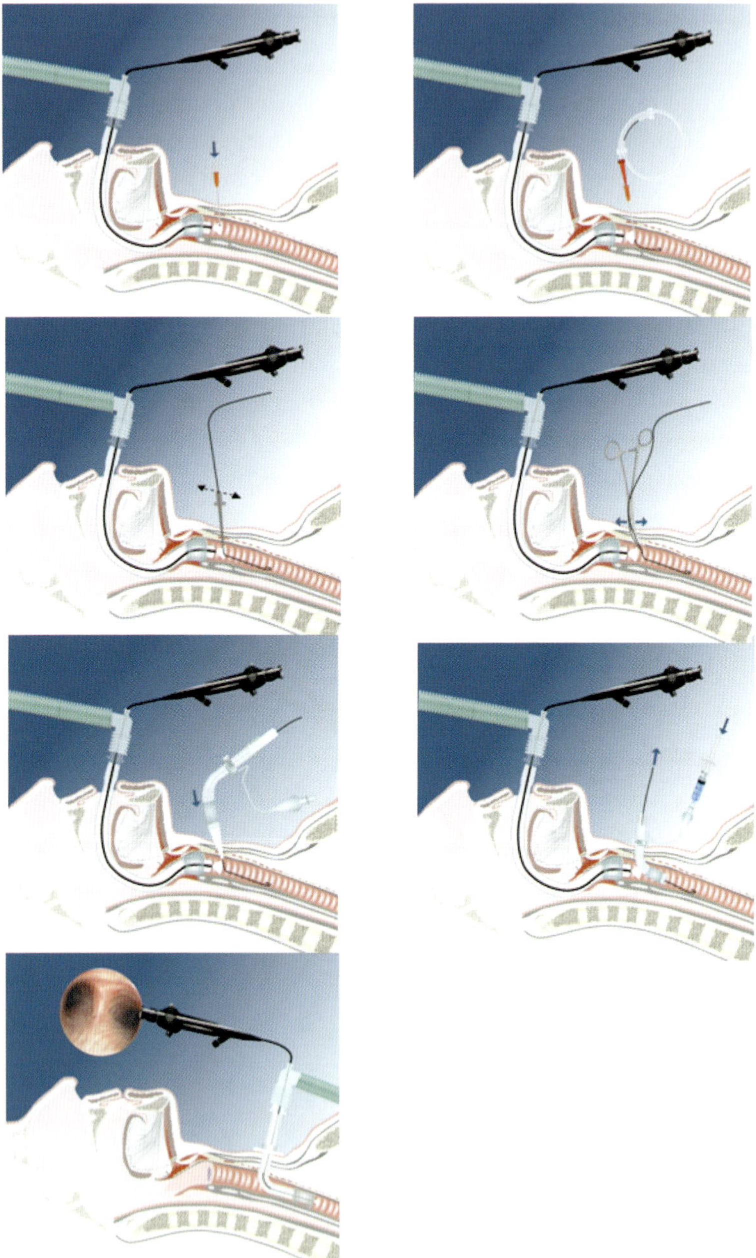

Abb. 13: Griggs-Methode (Bilder fortlaufend von li. n .re. angeordnet)

Methode nach Fantoni

Diese Methode wurde 1997 erstmals vom Mailänder Anästhesisten Antonio Fantoni beschrieben [6] und wird auch als retrograde, translaryngeale Tracheotomie bezeichnet. Die Methode hat eine Sonderstellung, als hier nicht von außen nach innen dilatiert, sondern die spätere Trachealkanüle (Abb. 14) retrograd durch die Stimmritze und die Trachealwand gezogen wird.

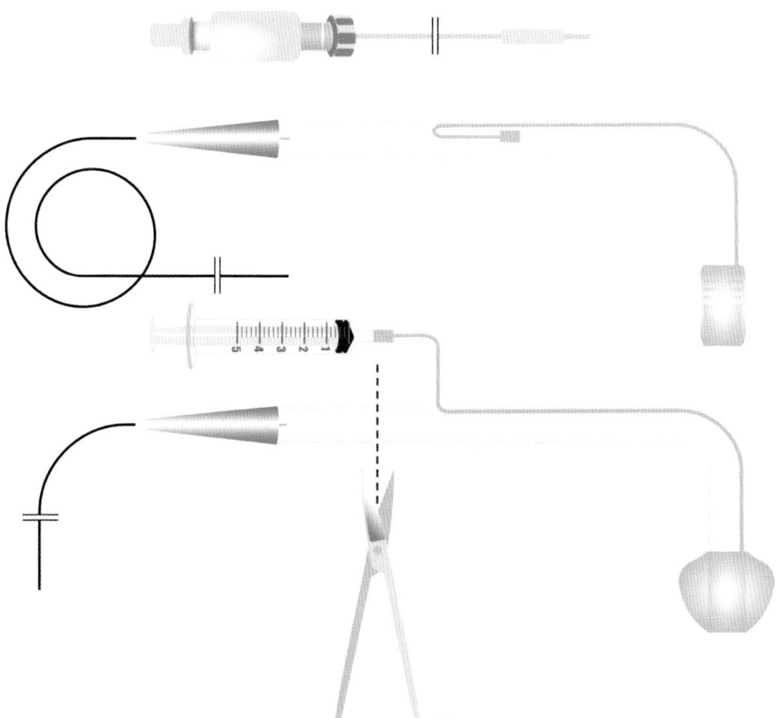

Abb. 14: Trachealkanüle nach Fantoni. Oben die Punktionskanüle, in der Mitte die Trachealkanüle mit dem Cuffschlauch. Unten die Darstellung der Kanülenspitze mit der konisch zulaufenden Spitze aus Stahl, mit der beim Durchzug die Trachealwand perforiert wird.

Zunächst wird die Trachea mit dem im Set liegenden dünnen Trachealtubus intubiert, damit genügend Platz entsteht, um später die Trachealkanüle am Tubus vorbei durchziehen zu können. Zuerst (Abb. 15) wird die Trachea retrograd punktiert und ein Führungsdraht in einen rigiden Tubus vorgeschoben. Dieser Führungsdraht wird nach enoral ausgeleitet und dort mit dem Draht an der Trachealkanüle verknotet. Wahlweise kann auch ein flexibles Bronchoskop benutzt werden, an dem vorbei der Draht nach enoral vorgeschoben wird. Anschließend werden Draht und daran hängende Kanüle durch den Hypopharynx zurückgezogen (Abb. 16). Wahlweise kann auch auf die anfängliche Umintubation verzichtet und dieser Teil des Manövers bei extubiertem Patienten in Apnoe durchgeführt werden. Die Konusspitze wird abgeschnitten und ein Obturator eingeführt, mit dem mittels einer 180° Drehung die Trachealkanüle von proximal nach distal gedreht wird (Abb. 17). Danach wird ein Konus auf das außen liegende Ende der Kanüle aufgebracht, welche somit an einen Beatmungsschlauch angeschlossen werden kann (Abb. 18).

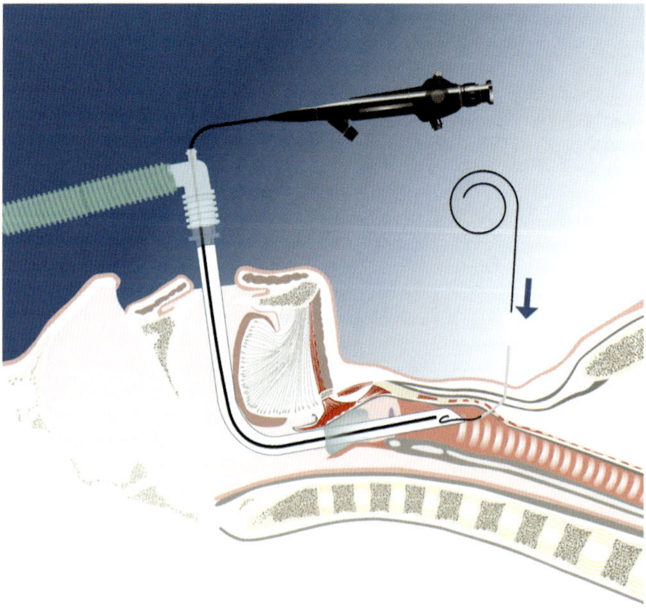

Abb. 15: Fantoni-Methode. 1. Retrograde Punktion und Vorschieben des Drahts in den starren Tubus

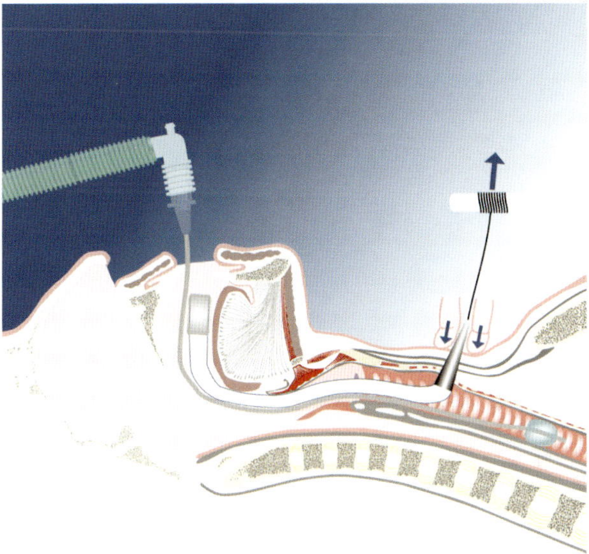

Abb. 16: Fantoni-Methode. 2. Durchzug der Kanüle durch die Tracheal-wand nach Umintubation. Achte auf die beiden Finger rechts und links der Kanüle, die ein Widerlager beim Durchzug bilden.

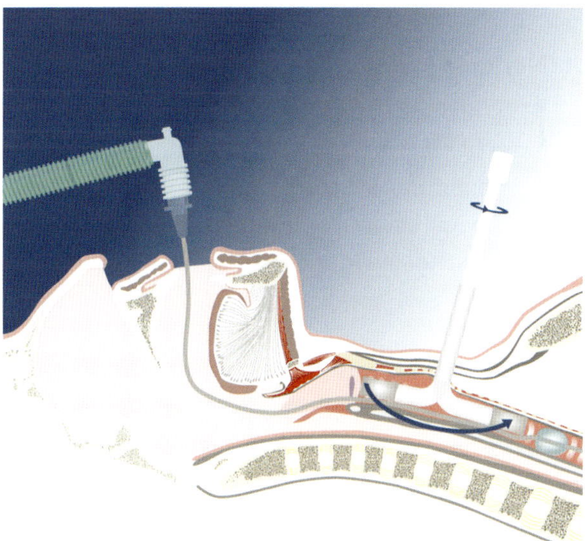

Abb. 17: Fantoni-Methode. 3. Drehen der Kanüle um 180° nach distal mittels Obturator

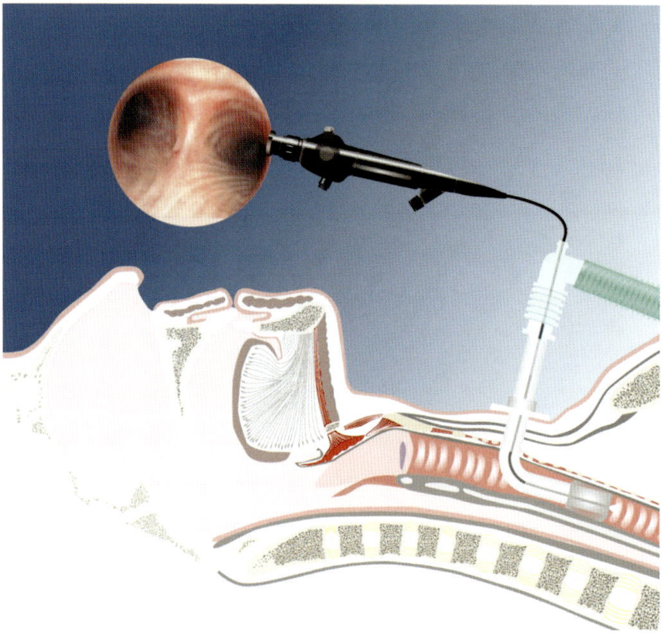

Abb. 18: Fantoni-Methode. 4. Endkontrolle nach Anschluss des Beatmungsgeräts

Percu-Twist (Methode nach Frova + Quintel)

Diese Methode [7], die von zwei Anästhesisten aus Brescia (Frova) und Göttingen (Quintel) beschrieben wurde, besteht, wie die vorher beschriebenen, ebenfalls in einer Ein-Schritt-Dilatation. Allerdings erfolgt die Dilatation nicht mit einem konisch geformten Bougie, sondern mit einer Schraube mit selbstschneidendem, hydrophil beschichtetem Gewinde (Abb. 19).

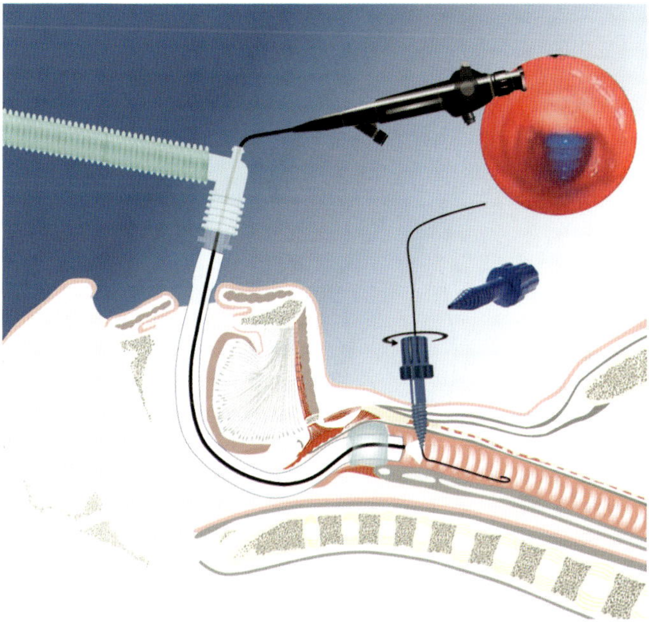

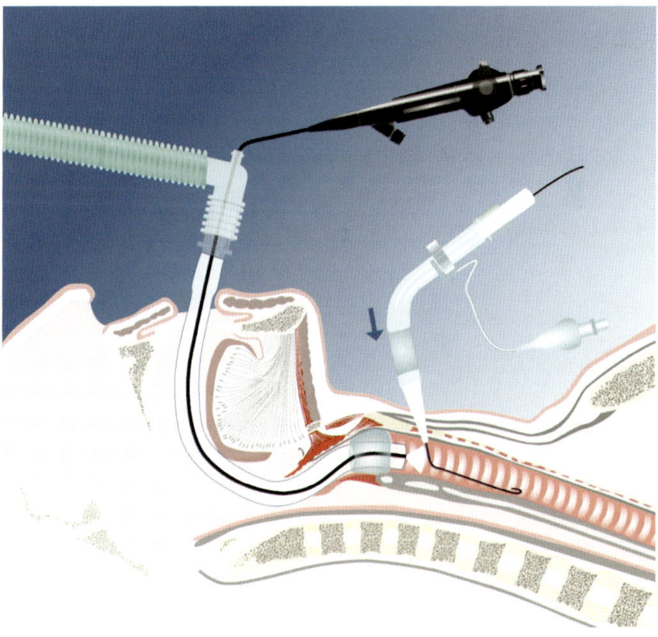

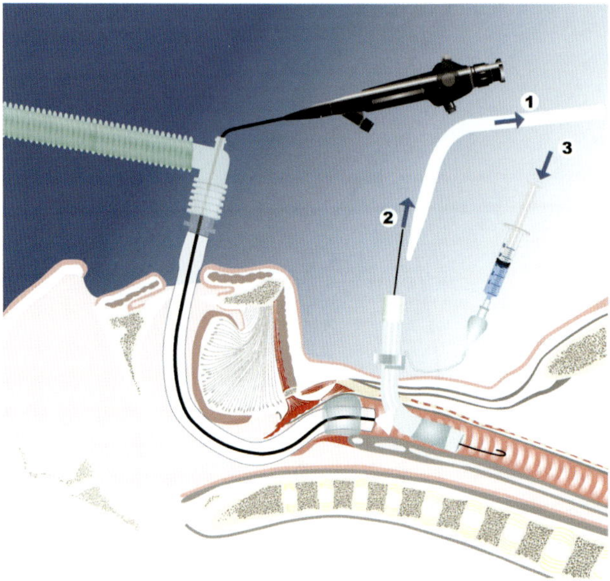

Abb. 19: PercuTwist-Methode

Ein zumindest theoretischer Vorteil der Methode ist, dass die Tracheavorderwand angehoben werden kann, wenn die Schraube im Knorpelzwischengewebe gefasst hat. Dadurch bleibt die freie Sicht mit dem Endoskop gewahrt, während bei den Bougie-Methoden die Trachea komprimiert wird.

Ciaglia Blue Dolphin

Noch kurz vor seinem Tod im Jahre 2000 entwickelte P. Ciaglia die Idee, das aus der Kardiologie-Angiologie bekannte Prinzip der Ballondilatation auf die Tracheotomie zu übertragen. M. Zgoda übersetzte das Konzept in die klinische Realität [8]. Nach Hautschnitt (2 cm), Punktion und Einbringen des Seldinger-Drahts sowie Vordilatation mittels eines kleinen Dilatators wird das Dilatationsset inklusive der auf den Dilatator montierten Trachealkanüle (Abb. 20 a + b) über den Draht bis zur Markierung auf dem Dilatationsballon vorgeschoben. Mit der beiliegenden, kochsalzbefüllten Spritze wird der Ballon auf 11 bar gebläht und für 5-10 Sekunden gehalten. Nach Deflation wird die gesamte Einheit in die Trachea geschoben und schließlich das Trägersystem inklusive Ballon und Draht entfernt.

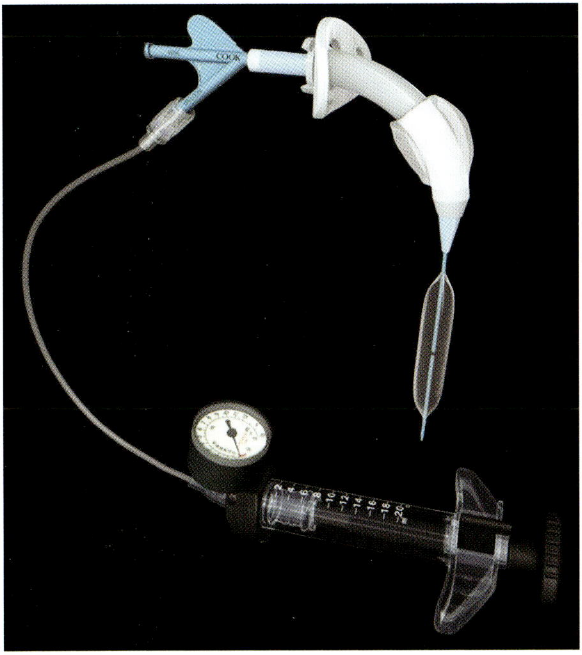

Abb. 20a: Ciaglia-Blue-Dolphin-Set

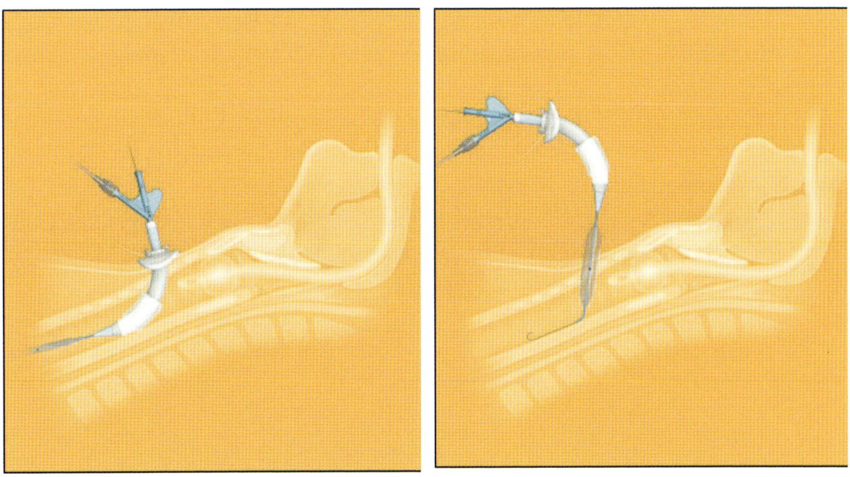

Abb. 20b: Ciaglia-Blue-Dolphin-Methode. Ein-Schritt-Dilatation durch Ballondilatation

Der Abdruck sämtlicher Abbildungen erfolgt mit freundlicher Genehmigung des jeweiligen Herstellers.

Literatur

1. Hoekema, D. (2009) Percutaneous tracheostomy coming of age for the neurointensivist? Neurocrit Care. 10(3): p. 261-3.
2. Rajajee, V., J.J. Fletcher, L.R. Rochlen, and T.L. Jacobs (2011) Real-time ultrasound-guided percutaneous dilatational tracheostomy: a feasibility study. Crit Care. 15(1): p. R67.
3. Flint, A.C., R. Midde, V.A. Rao, T.E. Lasman, and P.T. Ho (2009) Bedside ultrasound screening for pretracheal vascular structures may minimize the risks of percutaneous dilatational tracheostomy. Neurocrit Care. 11(3): p. 372-6.
4. Ciaglia, P., R. Firsching, and C. Syniec (1985) Elective percutaneous dilatational tracheostomy. A new simple bedside procedure; preliminary report. Chest. 87(6): p. 715-9.
5. Griggs, W.M., L.I. Worthley, J.E. Gilligan, P.D. Thomas, and J.A. Myburg (1990) A simple percutaneous tracheostomy technique. Surg Gynecol Obstet. 170(6): p. 543-5.
6. Fantoni, A. and D. Ripamonti (1997) A non-derivative, non-surgical tracheostomy: the translaryngeal method. Intensive Care Med. 23(4): p. 386-92.
7. Frova, G. and M. Quintel (2002) A new simple method for percutaneous tracheostomy: controlled rotating dilation. A preliminary report. Intensive Care Med. 28(3): p. 299-303.
8. Zgoda, M.A. and R. Berger (2005) Balloon-facilitated percutaneous dilational tracheostomy tube placement: preliminary report of a novel technique. Chest. 128(5): p. 3688-90.

Konventionelle chirurgische Tracheotomie

T. Mewes

Der Begriff Tracheotomie bezeichnet die chirurgische Eröffnung der Luftröhre, während unter einer Tracheostomie die permanente Fixierung der Luftröhre an die Halshaut verstanden wird. Während bei der Tracheotomie die Gefahr besteht, dass sich die Öffnung ohne Kanüle schnell verschließt, ist bei einem Tracheostoma ein stabiler Zustand geschaffen, bei dem mitunter auf ein dauerhaftes Tragen der Kanüle verzichtet werden kann. Während in den Anfängen der Tracheotomie diese erforderlich wurde, um aufgrund eines Tumors oder einer entzündlichen Erkrankung erstickende Patienten zu retten, hat sich die Indikation zur Tracheotomie in der heutigen Zeit deutlich erweitert. Bei lang dauernder Beatmung lassen sich mit der Tracheotomie Schäden am Kehlkopf und Luftröhre vermeiden.

Die Entscheidung zur Tracheotomie sollte so früh wie möglich fallen, wenn abzusehen ist, dass eine endotracheale Intubation länger bestehen wird. Es bestehen aber noch weitere Vorteile, die im Folgenden beschrieben werden. Durch die Tracheotomie lässt sich der Patient leichter und schneller vom Beatmungsgerät entwöhnen. Die Verkleinerung des Totraumes verbessert die Belüftung in den Alveolen der Lunge und der reduzierte Atemwegswiderstand führt zu einer verminderten Atemarbeit. Durch die bessere Fixierung lässt sich der Patient schneller und besser mobilisieren. Da der Patient keinen Tubus im Mund oder in der Nase hat, ist die Mund- und Rachenpflege einfacher. Der Patient kann Schleim besser aushusten und auch das endotracheale Absaugen ist aufgrund des kürzeren Weges einfacher. In der Regel braucht der Patient weniger Analgetika und Sedativa, da er die Trachealkanüle besser toleriert. Bei einem wachen Patient kann ein enteraler Kostaufbau erfolgen und es besteht sogar die Möglichkeit über Sprechkanülen den Patienten sprechen zu lassen.

Temporäre Tracheotomie

Bei der temporären Tracheotomie wird die Trachea nur mit wenigen Haltefäden an der Halshaut fixiert. Nach der Entfernung der Kanüle und der Fäden kommt es in der Regel zu einem spontanen Verschluss der Tracheotomie innerhalb von Stunden oder wenigen Tagen. Die Indikation zur temporären Tracheotomie ist wie zuvor beschrieben bei einer notwendigen Langzeitbeatmung gegeben, aber auch bei Entwöhnungsschwierigkeiten nach einer Beatmung sowie bei Problemen der Trachealpflege. In einigen Fällen kann es auch notwendig sein, bei starken entzündlich bedingten Ödemen mit einhergehender schwerer Dyspnoe (Kehlkopfdeckelentzündung, Kehlkopfdiphtherie) eine Tracheotomie durchzuführen. Bei Verbrühungen, Verätzungen und oder Verbrennungen des Rachens und Kehlkopfes ist mit einer erheblichen Schwellungsgefahr zu rechnen, so dass frühzeitig eine operative Tracheotomie indiziert werden sollte. Operationen im Kopf-Hals-Bereich, z. B. Kehlkopfteilresektionen oder ausgedehnte Tumorresektion im Bereich des Rachens oder des Zungengrundes, machen aufgrund der postoperativen Schwellung und der Blutungsgefahr eine temporäre Tracheotomie häufig notwendig. Nicht selten kommen Patienten mit schwerer Dyspnoe aufgrund einer ausgeprägten Raumforderungen des Kehlkopfes in erschöpftem Zustand in die Klinik, so dass notfallmäßig eine Tracheotomie durchgeführt werden muss. Bei Neugeborenen mit inspiratorischem Stridor ist an eine Laryngomalazie zu denken. Diese macht in einigen Fällen auch eine Tracheotomie erforderlich. Eine weitere Indikation zur Tracheotomie stellt eine Tracheomalazie oder kollabierende Polychondritis dar. Bei schweren offenen oder stumpfen Traumen im Bereich des Kehlkopfes oder der Luftröhre ist zur Sicherstellung der Atemwege in bestimmten Fällen eine Tracheotomie erforderlich. Auch eine beidseitige Rekurrensparese, die mit schwerer Dyspnoe bei geringer Belastung einhergeht, kann eine Tracheotomie erforderlich machen, wenn andere Maßnahmen, wie z. B. Stimmbandverlagerung, zu keiner Besserung der Atembeschwerden führen.

Permanente Tracheotomie

Bei der permanenten Tracheotomie wird die tracheale Öffnung vollständig circulär an die Halshaut adaptiert, um das Tracheostoma zu epithelisieren. Dies führt dazu, dass zur Rückverlegung des Tracheostomas ein operativer mehrschichtiger Verschluss erforderlich wird. Das permanente Tracheostoma ist bei Fehlbildungen oder erworbenen Stenosen des Kehlkopfgerüstes bis zu deren definitiven Versorgung notwendig. Bei totalen Kehlkopfentfernungen wird das Tracheostoma endständig an die Halshaut ausgenäht. Auch bei erweiterten Kehlkopfteilentfernungen ist es in einigen Fällen erforderlich ein dauerhaftes Tracheostoma anzulegen, um die Atmung sicherzustellen.

Kommt es bei Patienten nach einem Schlaganfall zu dauerhaften Schluckstörungen mit ständiger Aspirationsneigung und wiederholten Lungenentzündungen, kann dieses die Indikation zur Anlage eines permanenten Tracheostomas auslösen. Schwerste chronische obstruktive oder restriktive Lungenerkrankungen können zur Erleichterung der Trachealtoilette eine permanente Tracheostomie erforderlich machen. In sehr schweres obstruktives Schlafapnoesyndrom kann prinzipiell durch die Anlage eines Tracheostomas beseitig werden, allerdings ist dieses heutzutage durch die Möglichkeit der nichtinvasiven CPAP-Beatmung nicht mehr erforderlich.

Anatomie

Die Durchführung der chirurgischen Tracheotomie setzt die genaue Kenntnis der Anatomie des Halses und insbesondere des Verlaufes der Trachea voraus. Durch die Einführung der Punktionstracheotomie wird die chirurgische Tracheotomie häufig nur noch gefordert, wenn Kontraindikationen zur Durchführung der Punktionstracheotomie vorliegen. Meistens sind das besonders korpulente Patienten mit sehr kurzen kräftigen Hälsen und kaum oder gar nicht tastbaren anatomischen Landmarken. Diese Konstellation macht auch die chirurgische Tracheotomie schwierig. Deshalb ist die genaue Kenntnis der anatomischen Gegebenheiten notwendig. Bei Erwachsenen beträgt die Länge des Halsteils der Trachea etwa 6,5 cm, bei Kindern wird sie mit durchschnittlich 4,5 cm angegeben. Der Durchmesser bei einem erwachsenen 30-jährigem Mann liegt frontal bei 19,2 +/- 2,1 mm und sagittal bei 19,7 +/- 2,4 mm, während er bei einer Frau frontal 16,0 +/- 1,8 mm und sagittal 16,3 +/- 2,3 mm beträgt (1).

In der Regel sind der kräftige Ringknorpel und die obersten zwei Trachealspangen tastbar. Der Abstand der oberen Trachea zur Haut beträgt bei einem Erwachsenen etwa 2 cm. Im Bereich des Jugulums ist der Abstand bereits auf 3,5 bis 4,5 cm angewachsen und misst in Höhe der Bifurkation etwa 7 cm. In der Normalhaltung lässt sich die Trachea durch die eigene Elastizität um 3 bis 4 cm verlängern. Ein Durchschneiden hat aufgrund der Elastizität eine Retraktion beider Stumpfenden zur Folge. Die Lage der Gefäße und der Nerven ist bei der chirurgischen Tracheotomie sorgfältig zu beachten. Gerade bei einem sehr kurzen Hals und tief sitzendem Ringknorpel schrumpft der Abstand zu den Gefäßen zunehmend. Die Präparation unterhalb des Jugulums sollte daher mit äußerster Vorsicht erfolgen, um keine größeren Gefäße zu verletzen. Neben den kräftigen Venae brachiocephalicae, verlaufen hier der Truncus brachiocephalicus und die Arteria carotis communis. Auch die unteren Schilddrüsengefäße (Vena und Arteria thyroidea ima) können sehr heftige Blutungen auslösen.

Chirurgisches Vorgehen

Der Kopf des Patienten sollte leicht rekliniert sein und der Hals durch ein unterlegtes Kissen unterstützt werden. Als Lichtquelle dienen entweder eine Operationslampe oder eine Stirnlampe. Zu Beginn der Operation ist der Schildknorpelbug und der Ringknorpel zu tasten. Nach Infiltration der Haut zwischen Ringknorpel und Jugulum mit 1 - 2 ml Ultracain 1 %ig / Suprarenin erfolgt der Hautschnitt im Bereich der Spannungslinien der Haut zwischen beiden Vorderrändern der Musculi sternocleidomastoidei. Die horizontale Schnittführung hat sich bei temporären Tracheotomien wegen der besseren Wundheilung und schöneren Narbenbildung bewährt. Nach dem Durchtrennen des subkutanen Gewebes und Ligatur von kräftigen subkutanen Halsvenen wird die gerade Halsmuskulatur freigelegt und mittig in der sogenannten Linie alba vom Ringknorpel bis in Höhe des Jugulums längsgespalten. Danach wird die gerade Halsmuskulatur von dem Schilddrüsenisthmus abgelöst und dieser vom Ringknorpel beginnend auf der Trachea reitend mit einer Klemme unterminiert. Mit einer weiteren Klemme wird der Isthmus zu beiden Seiten angeklemmt und mit dem Skalpell gespalten. Beidseitig wird nun der durchtrennte Schilddrüsenisthmus mit einer Umstechungsnaht ligiert. Weiter bestehende Blutungen werden mit der bipolaren Kaustikpinzette oder einer erneuten Umstechung versorgt. Bei einem Kind erfolgt nun die Längsspaltung der Trachea zwischen dem 2. und 3. Trachealring, während bei einem Erwachsenen die Tracheavorderwand durch einen nach kaudal gestielten U-förmigen Trachealflap (Björk-Lappen) oder durch eine non-flap Technik gefenstert wird. Im Falle einer temporären Versorgung wird dieser U-Lappen mit zwei nicht resorbierbaren Fäden an die Halshaut locker ausgenäht. Um das Kanülement und die Plege zu vereinfachen, kann die kraniale Halshaut ebenfalls mit einem Faden an der Trachealvorderwand locker fixiert werden.

Im Falle eines permanenten Tracheostomas wird Halshaut circulär an die Trachealschleimhaut genäht, um das Tracheostoma vollständig zu epithelisieren. Anschließend wird die Wunde durch Subcutannähte und Hautnähte verkleinert, wobei darauf zu achten ist, dass die Tracheotomie nicht zu sehr eingeengt wird. Nachdem die Tracheotomie vollzogen ist, wird der endotracheale Tubus unter Sicht soweit zurückgezogen, bis er nicht mehr im Tracheotomiebereich liegt und die Trachealkanüle unter Benutzung eines Kilian-Spekulums in die Luftröhre eingeführt werden kann. Der Cuff der Kanüle wird geblockt und die Kanüle entweder mit Hautnähten oder einem Halsband fixiert.

Operationssaal versus Intensivstation

In einer Untersuchung von Stripf et. al. (2) in der hiesigen Klinik konnte gezeigt werden, dass die chirurgische Tracheotomie und die perkutane Dilatationstracheotomie mit vergleichbarem Risiko im Operationssaal als auch auf der Intensivstation durchgeführt werden konnten. Die Häufigkeit von Komplikationen war zwischen den beiden Tracheotomieverfahren ähnlich, allerdings traten bei der chirurgischen Tracheotomie häufiger Wundinfektionen auf.

Komplikationen

In einer Untersuchung von Bause et al. (3) wurde zwischen intraoperativen, frühen und späten postoperativen Komplikationen unterschieden. Als intraoperative Komplikationen sind vor allem Blutungen zu nennen, die in einer Häufigkeit zwischen 0,3 % bis 2 % auftreten und meistens medikamentös durch die Einnahme von gerinnungshemmenden Medikamenten (u.a. Marcumar, ASS) induziert sind. Seltener sind angeborene oder erworbene Blutungsneigungen oder die Verletzung größerer oder atypisch verlaufender Gefäße. In sehr seltenen Fällen kann eine Verletzung der Pleura mit der Folge eines Pneumothorax auftreten. Auch eine Verletzung des dicht im Bereich der oberen Trachea verlaufenden Nervus recurrens ist bei falscher Präparation denkbar (4). Ringknorpelschädigung mit Folge von Kehlkopfstenosen sind selten. Kardiale Komplikationen (wie Herzstillstand durch den Vagusreiz oder den Wegfall des Hypoxiestimulus) sowie kardiale Arrhythmien treten gelegentlich auf.

Bei den frühen postoperativen Komplikationen stehen postoperative Blutungen und Wundinfektion im Vordergrund. Bei falscher Lage der Trachealkanüle kann es zu einem subkutanen oder mediastinalen Emphysem und in seltenen Fällen zu einer Mediastinitis kommen (5).

Die späten postoperativen Komplikationen sind durch Trachealstenosen und durch Tracheomalazien geprägt. Auch kann nach der Dekanülierung eine bleibende Fistel den chirurgischen Tracheostomaverschluss notwendig machen. Oft finden sich noch eingewachsene Hautfäden, die das Zuheilen verhindert haben. Bei nicht epithelisiertem Tracheostoma können störende und die Atmung erschwerende Granulationen auftreten, die wiederum den Trachealkanülenwechsel erschweren. Diese können mit einem Silbernitratstift geätzt, mit einer bipolaren Kaustik oder dem Laser abgetragen werden. Bei falschem Sitz der Trachealkanüle besteht aufgrund der Druckulzeration das Risiko einer tracheo-ösophagealen oder tracheoaortalen Fistel. Daher sollte bei wiederholt auftretenden Blutungen aus der Trachea eine sorgfältige Inspektion der Trachea endoskopisch erfolgen.

Atemnot bei Kanülenträger

Kommt es bei einem Kanülenträger zu einer Atemnot, so liegt dieses in der Regel an einer verstopften Kanüle. Diese sollte dann umgehend entfernt werden. Bessert sich durch diese Maßnahme die Atemnot nicht, sollte eine Tracheoskopie durch die bestehende Tracheotomie durchgeführt werden. Meistens finden sich Borken bei einer bestehenden Tracheitis, die sich mit geeigneten Zängelchen nach Beträuflung durch Kochsalzlösung entfernen lassen. Vorwiegend bei sehr tiefliegender Tracheotomie besteht das Risiko eine via falsa in das prätracheale Gewebe beim Kanülenwechsel zu legen. Dieses führt ebenfalls zu einer erheblichen Dyspnoe und mitunter zur Ausbildung eines subkutanen Emphysems. Bei wachen Patienten fällt die

Fehllage der Kanüle durch eine plötzlich wieder gewonnene Stimme auf. Granulationen in der Trachea können ebenfalls eine Atemnot bei Kanülenträgern hervorrufen.

Diese Granulation müssen, wie bereits oben beschrieben, entfernt werden. Die richtige Wahl der Trachealkanüle sollte überprüft und gegebenenfalls durch ein anderes Kanülenmaterial, eine andere Kanülenkrümmung oder -länge ausgetauscht werden.

Langzeitfolgen

Nach erfolgter Dekanülierung können kosmetische Defekte durch Einziehungen, Narbenbildungen und Keloide hervorgerufen werden.

Funktionelle Störungen werden typischerweise durch Trachealstenosen, Trachealgranulationen oder Tracheomalazien hervorgerufen. Eine verstärkte Verschleimung ist häufig die Folge der lokal gestörten mukozilliaren Clearance.

Behandlungsfehler

Bei Nichtbeachtung der Anatomie können schwere Behandlungsfehler auftreten. Feldmann (6) berichtete über einen Fall, bei dem ein Chirurg ein Loch in den Bug des Schildknorpels anlegte, in der Annahme es sei die Trachea. Dieses hatte eine narbige Atresie des Kehlkopfes zur Folge.

Es sind auch Verletzungen des Ringknorpels mit nachfolgender narbiger Stenosierung des Kehlkopfes beschrieben. Auch können Verletzungen der Tracheahinterwand und des Ösophagus mit der Folge einer ösophagotrachealen Fistel bei fehlerhafter Operation auftreten. Diese Fisteln lassen sich nur aufwendig z. B. mit gestielten Lappen wieder verschließen.

Bei tiefer Präparation in Richtung Bifurkation der Trachea sind starke und teilweise tödliche Blutungen beschrieben, da es zu Verletzungen großer Gefäße z.B. des Truncus brachiocephalicus kommen kann. Bei fehlender Orientierung des Operateurs sind auch Verletzungen der Halswirbelsäule denkbar.

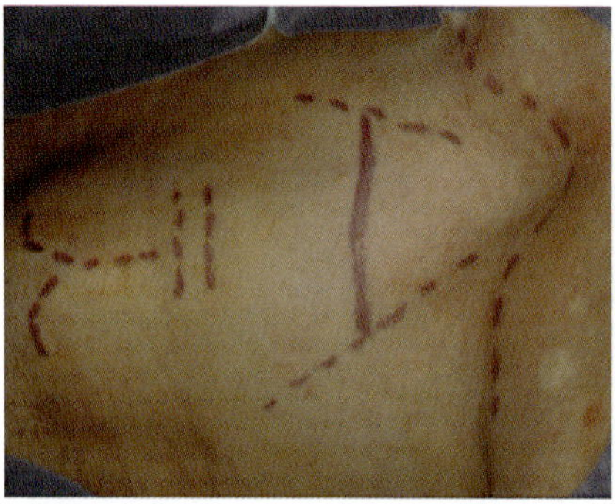

Abb. 1: Markierung der Landmarken

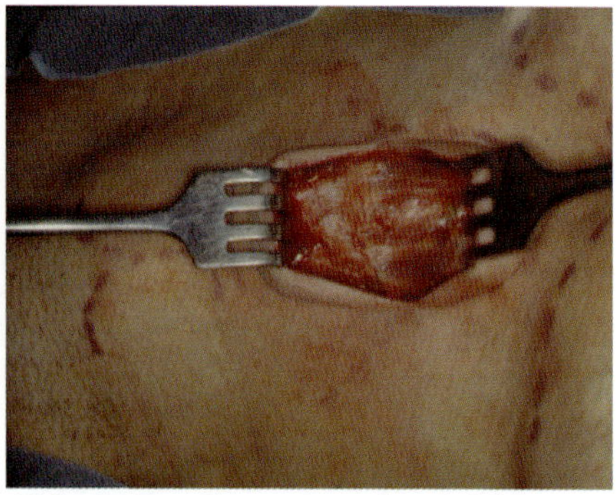

Abb. 2: Durchtrennen des Subkutangewebes

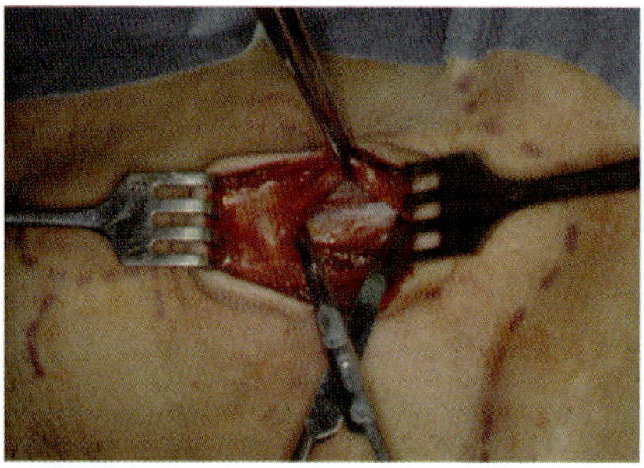

Abb. 3: Längsspalten der geraden Halsmuskulatur

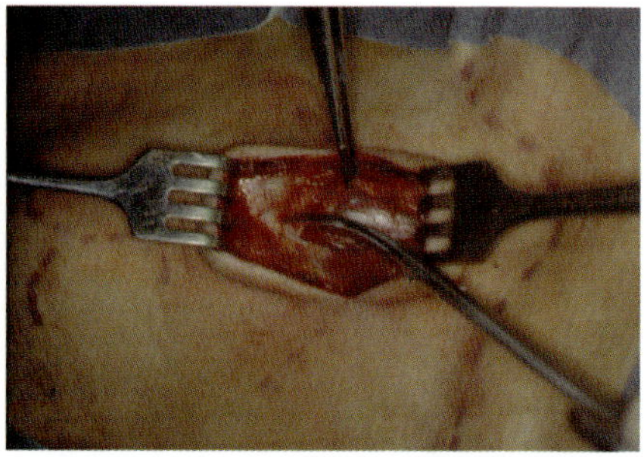

Abb. 4: Darstellen des Ringknorpels

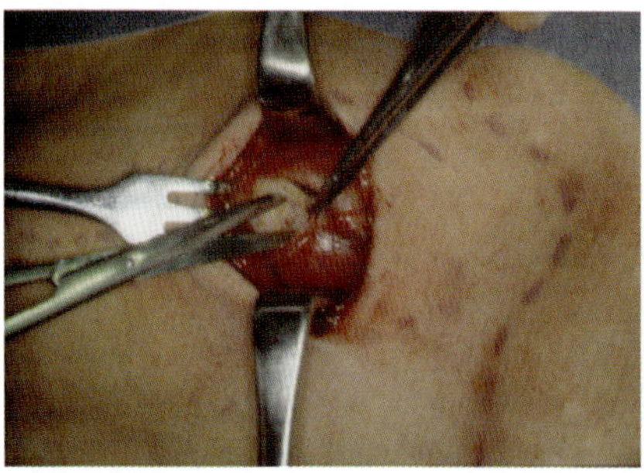

Abb. 5: Unterminieren des Schilddrüsenisthmus

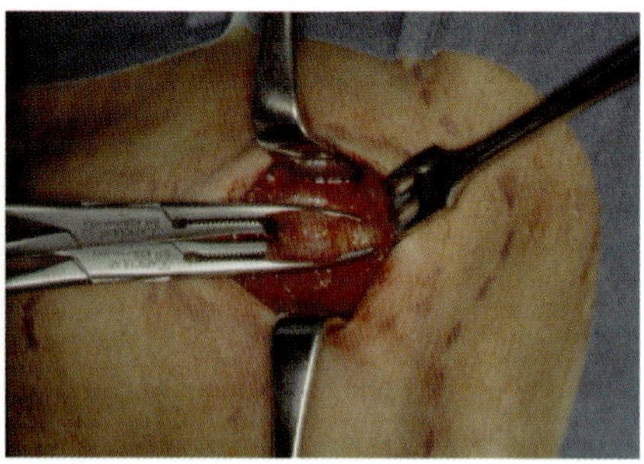

Abb. 6: Anklemmen des Schilddrüsenisthmus

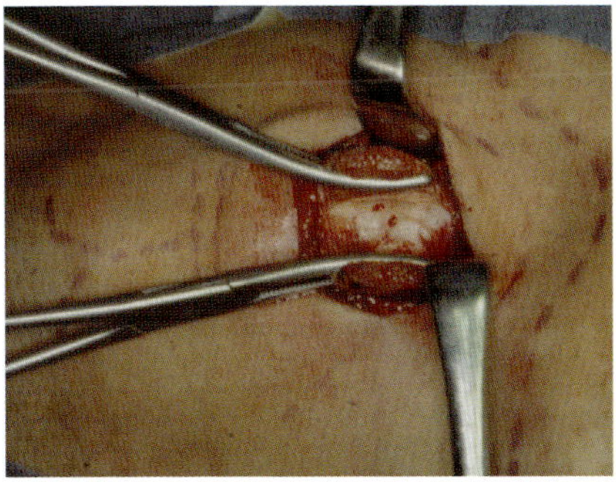

Abb. 7: Durchtrennen des Schilddrüsenisthmus

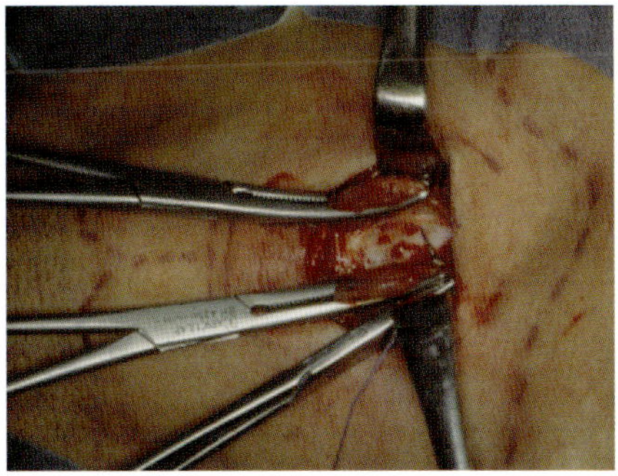

Abb. 8: Ligatur des Schilddrüsenisthmus

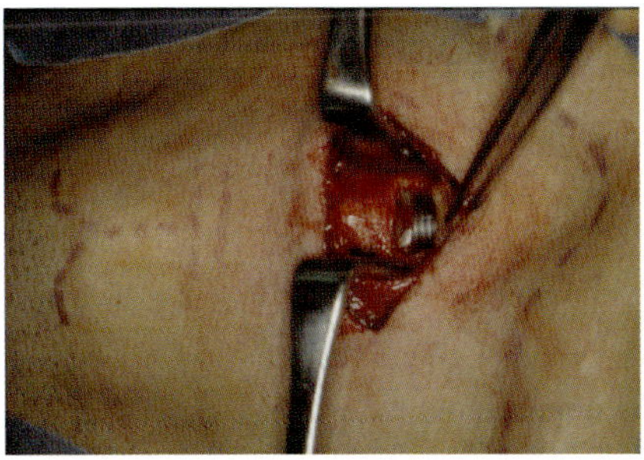

Abb. 9: Anlegen eines gestielten U-Flaps

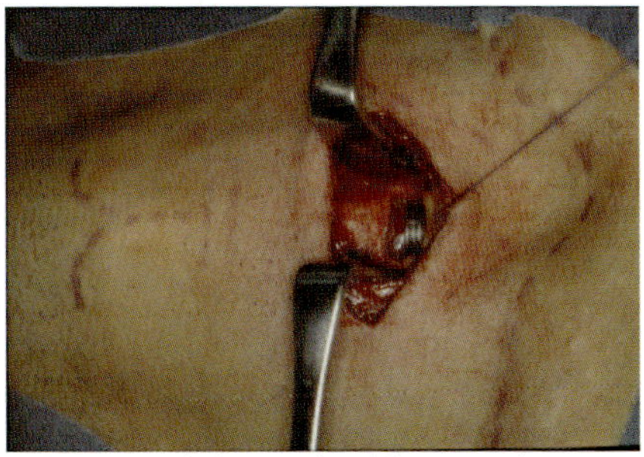

Abb. 10: Fixieren des Flaps an der Halshaut

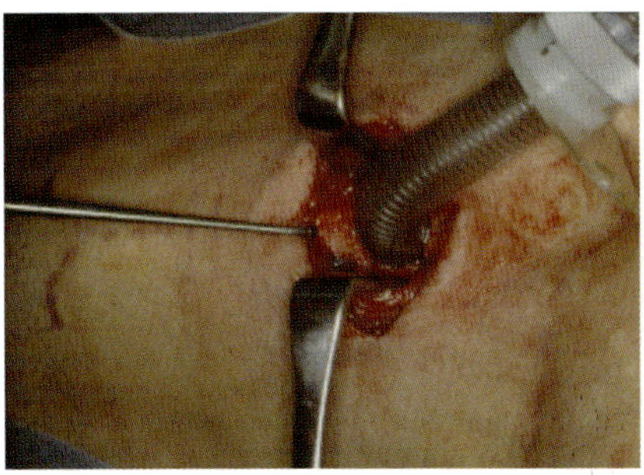

Abb. 11: Einführen der Trachealkanüle

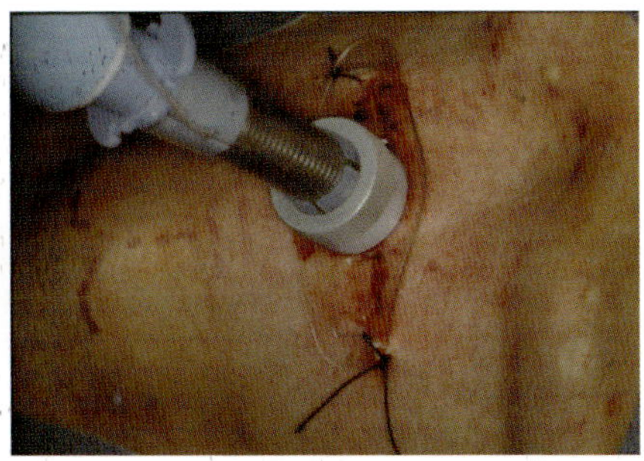

Abb. 12: Hautnaht und Fixieren der Kanüle

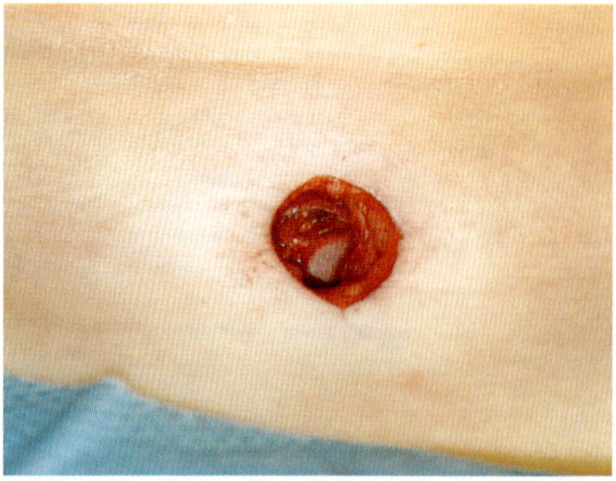

Abb. 13: Ausschneiden des subkutanen Fettes

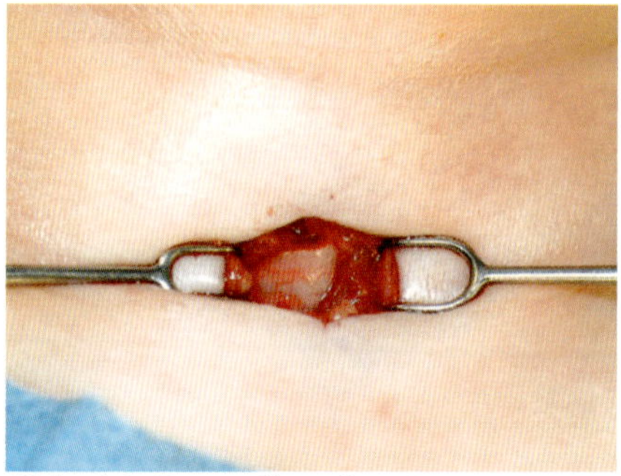

Abb. 14: Darstellen der Trachealspangen

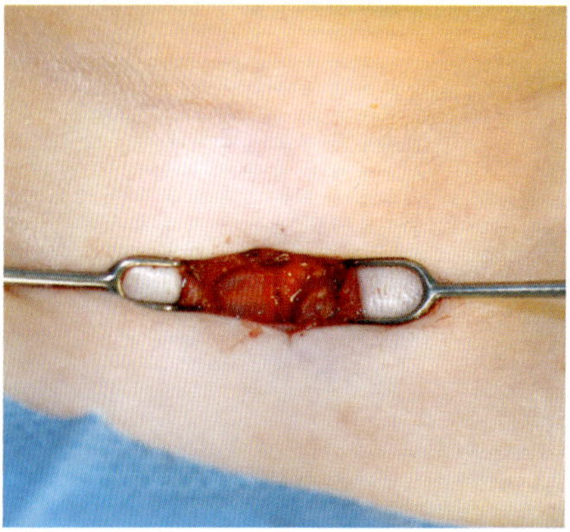

Abb. 15: Längsspalten zweier Trachealspangen

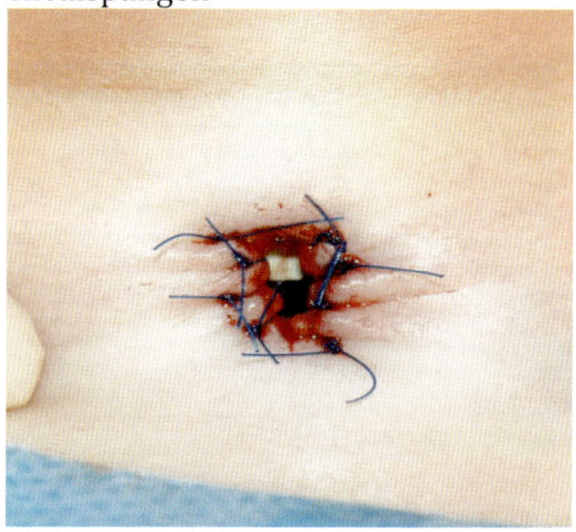

Abb. 16: zirkuläres Adaptieren der Haut

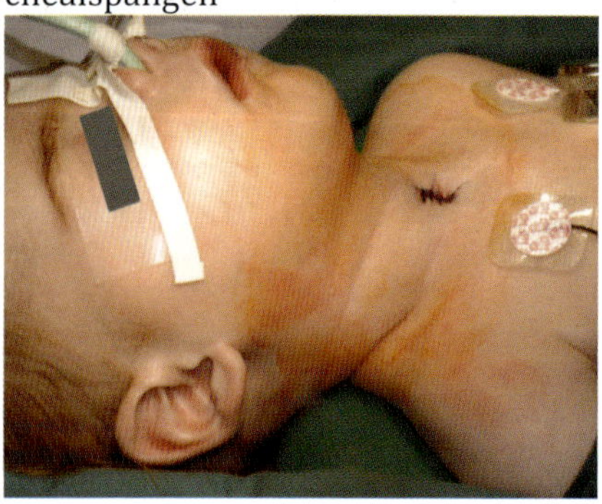

Abb. 17: Vor Umintubation mit Trachealkanüle

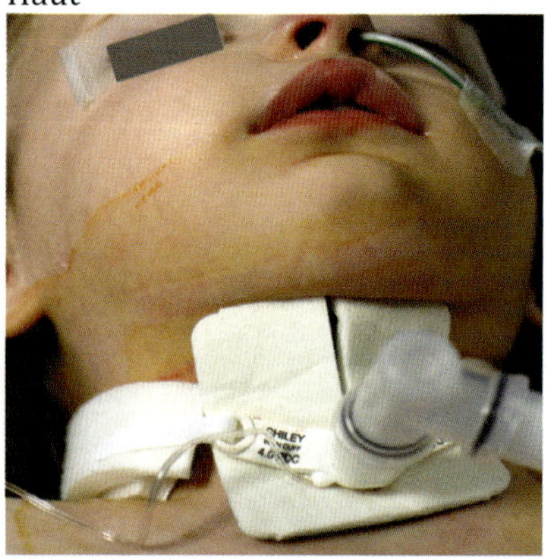

Abb. 18: Fixierung der Trachealkanüle mit Halsband

Literatur

1. Helms J, Herberhold C, Kastenbauer E: Oto-Rhino-Laryngologie in der Klinik und Praxis, Thieme Verlag, Stuttgart, 1994.
2. Stripf T, Ali M, Mewes T, Mann WJ: Vergleich der perkutanen Dilatationstracheotomie versus konventioneller Tracheotomie: Eine retrospektive Studie. Larnygo-Rhino-Otologie 82:281-285, 2003.
3. Bause H, Dost P, Kehrl W, Walz MK: Punktionstracheotomie versus konventionelle Tracheotomie. HNO 47:58-70, 1999.
4. Koitschev A, Graumueller S, Dommerich St, Koitschev Ch., Simon C: Die Tracheostomie in der Intensivmedizin. Wird der HNO-Arzt noch gebraucht? HNO 51, 616-621, 2003
5. Stutz J, Mann W: Praxis der HNO-Heilkunde, Kopf- und Halschirurgie, Thieme Verlag, Stuttgart, 2009.
6. Feldmann H: Das Gutachten des Hals-Nasen-Ohren-Arztes. Thieme Verlag, Stuttgart, 2006

Perkutane dilatative Tracheotomietechniken: Komplikationen/ Troubleshooting

Ch. Beyer, St. Welschehold

Einführung

Die Tracheotomie ist eine jahrhundertealte Methode zur notfallmäßigen Sicherung der Atemwege (1). Auf Grund von Vorteilen gegenüber der orotrachealen Intubation ergab sich bei langzeitbeatmeten Patienten eine Erweiterung der Indikationen über die Schaffung eines Notfall-Beatmungszugangs hinaus. Neben der chirurgischen Methode haben sich die dilatativen Techniken mit einem Anteil von bis zu 80% etabliert (2). Die Gründe hierfür liegen bei niedrigeren Komplikationsraten in geringerer Invasivität und vermindertem logistischem Aufwand, kürzeren OP-Zeiten sowie einem geringeren Infektionsrisiko (3).

Die perkutane dilatative Tracheotomie und die Betreuung von tracheotomierten Patienten sind zwar komplikationsarm, jedoch können auch hier Komplikationen und Zwischenfälle auftreten, die allen im Umgang mit tracheotomierten Patienten Beteiligten, vom Arzt angefangen über das Krankenpflegepersonal bis hin zu den therapeutischen Berufen, vertraut sein sollten.

Zur Minimierung der diesbezüglichen Risiken sind ein sicherer Umgang mit dem vorgehaltenen Airwaymanagement, sowie Kenntnisse über die Besonderheiten des Kanülenwechsels bei dilatativ tracheotomierten Patienten unerlässlich.

Das Management des schwierigen Atemwegs hat in den letzten 20 Jahren durch die Entwicklung von supraglottischen Hilfsmitteln, Videolaryngoskopen sowie der Anwendung der flexiblen Fiberoptik einen grundlegenden Wandel erfahren. Die aktuellen Leitlinien der verschiedenen nationalen und internationalen Fachgesellschaften haben dies in ihren Algorithmen implementiert. Dennoch können diese Leitlinien und Handlungsanweisungen bei tracheotomierten Patienten nicht unkritisch übernommen werden.

An dieser Stelle kann kein vollständiger Überblick über alle zur Verfügung stehenden Systeme und Techniken gegeben werden. Wir möchten jedoch versuchen, einige im Umgang mit Tracheotomien wesentlichen Maßnahmen zu erwähnen.

Da es sich bei den genannten Situationen regelhaft um Notfälle oder um Situationen handelt, die eine umgehende Intervention notwendig werden lassen, müssen die Maßnahmen des jeweils geltenden Algorithmus für Jeden gegenwärtig sein. Dazu ist es unerlässlich, die Situation frühzeitig zu erkennen und entsprechend zu handeln (4).

Entgegen den Empfehlungen und den naheliegenden Vorteilen von klar definierten Verhaltensanweisungen im Notfall sind in vielen Abteilungen diesbezüglich klare Algorithmen häufig nicht vorhanden.

Als Voraussetzung für Algorithmen und Notfallmaßnahmen gilt allgemein:

- Über die Anwendung muss Konsens bestehen.
- Die Maßnahmen müssen einfach und trainierbar sein.
- Das Material muss verfügbar und mobil sein.
- Die Maßnahmen müssen kontrollierbar sein.
- Das Material muss bezahlbar und möglichst mehrfach verwendbar sein.
- Ohne regelmäßiges Training werden Algorithmen und die Verwendung von nicht regelmäßig benutztem Material unsinnig.

Daher ist es in der Praxis wichtig, die vorhandenen Materialien kritisch zu hinterfragen, die möglichen Methoden auf ein notwendiges Minimum zu reduzieren und regelmäßige Trainingseinheiten (Anästhesie-Hospitationen, Basic-Life-Support-Schulungen) durchzuführen. Hervorzuheben sind diesbezüglich die Trainingsmöglichkeiten an einem Patientensimulator, der bei beliebiger Komplexität (Stressfaktoren) eines Szenarios neben den praktischen Fähigkeiten auch die mentalen Abläufe einer Krisenintervention trainierbar macht.

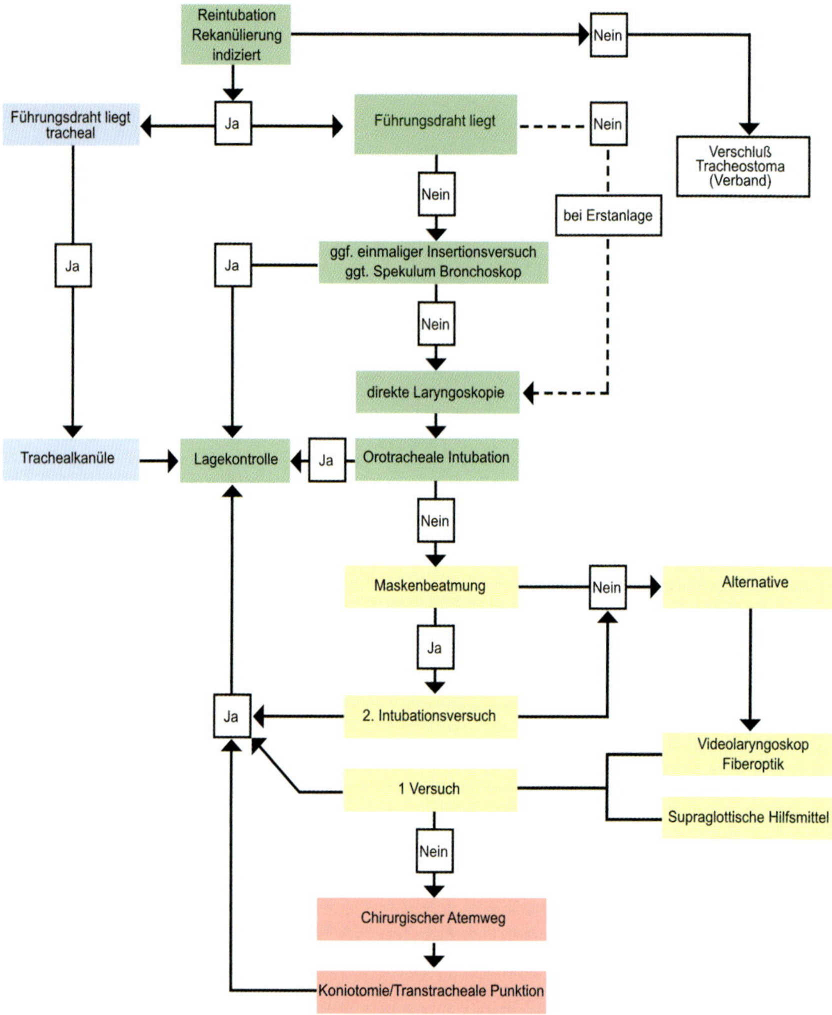

Abb.: 1 Universeller Algorithmus: Verlust des Atemwegs bei Anlage oder Dislokation einer perkutanen dilatativen Tracheotomie

Prinzipiell lassen sich im zeitlichen Verlauf verschiedene Szenarien unterscheiden, deren Therapie dennoch uniform verlaufen kann:

Der Verlust des Atemweges (während bzw. nach Anlage des Tracheostomas)

Vor dem Eingriff ist mittels Laryngoskopie die Möglichkeit zur konventionellen Re-Intubation zu prüfen. Erscheint diese nicht möglich, sollte ein chirurgisches Stoma angelegt werden, um das Risiko eines intraprozeduralen Verlustes des Atemweges auszuschließen. Die Ausrüstung für eine alternative Atemwegssicherung muss bereitgelegt und überprüft werden (5). Während der gesamten Intervention empfiehlt es sich, eine Beatmung mit 100% Sauerstoff durchzuführen.

Kommt es zur unbeabsichtigten Extubation, noch bevor der Führungsdraht zur Tracheotomie endoluminal zu liegen kommt, ist der Trachealtubus wieder entsprechend zu platzieren. Hierzu sollte zunächst unter Zuhilfenahme des bereits in den Tubus eingeführten Bronchoskopes die direkte endoskopische Replatzierung versucht werden, bei Schwierigkeiten die direkte Laryngoskopie erfolgen. Ist auch hier keine sofortige Reintubation möglich, gelten die allgemeinen Regeln des Airway-Managements mit den jeweils zur Verfügung stehenden Hilfsmitteln. Diese sollten leitliniengemäss oro- oder nasopharyngealc Tuben (Wendel, Guedel) bzw. als supraglottische „Devices“ entweder Larynxmaske, Larynxtubus oder Kombitubus sein (6, 20). Bleiben diese Maßnahmen erfolglos, ist ein notfallmäßiger chirurgischer Atemwegszugang erforderlich. Abhängig davon, wie weit die Präparation des prätrachealen Gewebes fortgeschritten ist, kann im Einzelfall bei klar erkennbaren anatomischen Verhältnissen eine Punktion der Trachea ohne fiberoptische Kontrolle durchgeführt und via Luftaspiration die endotracheale Lage verifiziert werden. Dieses Vorgehen ist allerdings mit einem 2-fach höheren Risiko für Fehllagen verbunden (7). Bestehen auch nur die geringsten Zweifel an der sicheren Platzierung des Führungsdrahtes unter diesem „blinden“ Vorgehen, so ist die Koniotomie indiziert. Wenn hierfür kein fertiges Set (idealerweise sind Systeme mit Cuff zu bevorzugen) greifbar ist, kann alternativ ein Tubus der Grösse 5.0-6.0 eingelegt werden (8).

Ist bereits der Führungsdraht eindeutig nachvollziehbar durch die bronchoskopische Inspektion intratracheal platziert und erfolgt dann die unbeabsichtigte Extubation, sollte die Tracheotomie entsprechend dem Verfahren zügig beendet und die korrekte Lage der Trachealkanüle über eine Bronchoskopie bestätigt werden.

Perioperative Komplikationen

Blutungen bei der Anlage eines dilatativen Tracheostomas sowie postoperativ zählen zu den häufigsten Komplikationen. Die Häufigkeit wird mit 3.5-5% angegeben (15, 18, 19). Zumeist sind dies kleinere Blutungen, die keiner speziellen Intervention bedürfen und spontan nach Einlage der Trachealkanüle durch Gewebskompression sistieren. Gegebenenfalls ist im Einzelfall eine Ligatur notwendig bzw. die Verkleinerung des Hautschnitts durch eine zusätzliche Naht erforderlich.

Bei schwierigen anatomischen Verhältnissen (kurzer dicker Hals, v.a. Struma) kann die Sonographie der Halsweichteile zum Auffinden von Gefäßen im Punktionsweg hilfreich sein. In der Literatur finden sich seit etwa 2 Dekaden und zunehmend in den letzten Jahren Empfehlungen zur zusätzlichen bzw. ausschließlichen Verwendung der Sonographie um die möglichen Komplikationen bei der Punktion der Trachea zu reduzieren (14, 15, 16), wobei anzumerken ist, dass dies in der täglichen Praxis nicht zum Standardrepertoire gehört.

Mittels Ultraschall lässt sich sehr sicher die gewünschte Punktionsstelle identifizieren um die Gefahren und Residualzustände die irrtümlich aus einer Punktion ober- oder unterhalb des 2.-4. Trachealrings resultieren, zu minimieren.

Die zusätzlich direkte visuelle Kontrolle von endoluminal während des gesamten Punktionsvorganges mittels Bronchoskopie ist unserer Meinung nach aber unerlässlich um Verletzungen der Tracheahinterwand zu vermeiden. In diesem Zusammenhang sei darauf hingewiesen, dass die reduzierte tidale Ventilation zu einer passageren Hyperkapnie mit konsekutivem Anstieg des intrakraniellen Drucks und allen pathophysiologischen Folgeerscheinungen führen kann (17). Da dies insbesondere bei Patienten mit stattgehabter intrakranieller Pathologie vermieden werden muss, ist, wenn nicht aus anderen Gründen der intrakranielle Druck gemessen wird, die Einhaltung einer Normokapnie zu fordern. Dies macht gegebenenfalls die kurzfristige Unterbrechung der Tracheotomie und Zwischenbeatmung des Patienten nach Vorschieben des Endotrachealtubus über die Punktionsstelle hinaus erforderlich.

Wir empfehlen die Kombination beider Techniken (Sonographie, Bronchoskopie) da sich bei vergleichsweise geringem zusätzlichen Aufwand unserer Meinung nach der direkt prozedurale Zeitbedarf sowie die damit assoziierten Risiken beim dilatativen Verfahren reduzieren lassen.

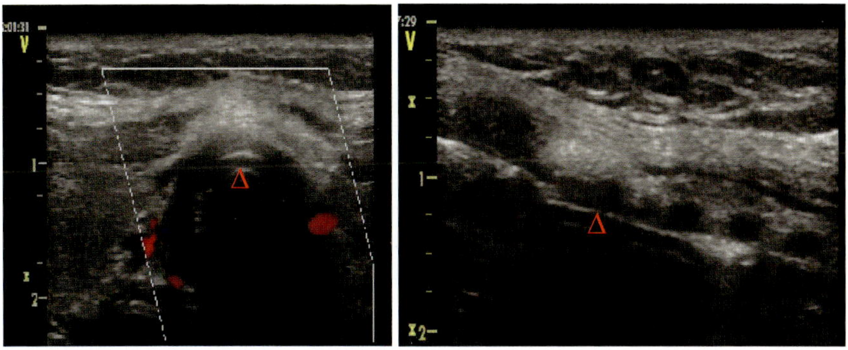

Abb. 2: Sonographische Darstellung der Trachea in Höhe des 1. Trachealrings (Δ) im Querschnitt mit paratrachealen Gefäßen (li), sowie im Längsschnitt (re)

Gerinnungsstörungen müssen präoperativ ausgeschlossen, bzw. therapiert werden. Treten dennoch diffuse Blutungen auf, kann eine Blutstillung durch das Einbringen von Hämostyptika um die Trachealkanüle bzw. in den Wundkanal versucht werden. Bei fortgesetzter Blutung ist eine erneute Exploration indiziert, ein Kollege der gegebenenfalls operativ tracheotomieren kann, sollte im Bedarfsfall zeitnah verfügbar sein.

Diesbezüglich muss auch auf die Gefahr einer prolongierten Blutung nach endotracheal hingewiesen werden, die zu einem Verschluss der großen Luftwege führen kann. Bei plötzlich auftretenden Beatmungsschwierigkeiten ist neben einer Röntgendiagnostik eine sofortige Bronchoskopie durchzuführen, um intratracheale Blutkoagel als mögliche Ursache entfernen zu können bzw. nach peripher zu dislozieren.

Lebensbedrohliche Blutungen entstehen aus der mechanischen oder entzündlich bedingten Arrosion der benachbarten großen Gefäße (Truncus brachiocephalicus / Vena anonyma). Insbesondere bei einer unerwartet zu tiefen Anlage des Tracheostomas aus anatomischen Gründen oder anderen periprozeduralen Restriktionen, wie z. B. suboptimaler Lagerungsmöglichkeit nach stattgehabter intrakranieller Versorgung bzw. Operationen an der Halswirbelsäule oder oberen Brustwirbelsäule oder bei drohender intrakranieller Drucksteigerung ist dieses Risiko gegeben.

Bei in der Regel transfusionspflichtigen Blutungen diesen Ausmaßes ist eine endotracheale tiefe Umintubation durchzuführen, eine manuelle Kompression über das Tracheostoma zu versuchen und eine sofortige operative Revision zu unternehmen. Der hierbei auftretende hämorrhagische Schock bzw. die aspirationsbedingte Hypoxie verlaufen allerdings so perakut, dass die Prognose fast immer als infaust einzustufen ist (9, 13).

Verletzungen von Trachealhinterwand, benachbarten Strukturen wie z.B. Ösophagus oder Kanülenfehllagen können durch eine kontinuierliche endoskopische Überwachung des gesamten Tracheotomie-/Kanüleninsertionsvorganges leicht vermieden, bzw. erkannt werden, welche deshalb obligat zu fordern ist. In diesen Fällen ist ein Endotrachealtubus distal der Läsionsstelle zu platzieren und sofort Kontakt mit der jeweiligen für die Versorgung zuständigen chirurgischen Abteilung aufzunehmen.

Die Wahrscheinlichkeit für Komplikationen bei der Anlage einer Tracheotomie in dilatativer Technik steigt nicht zuletzt mit der prätracheale Distanz. Diese kann verlängert sein, z.B. aufgrund nicht veränderbarer anatomischer Gegebenheiten (Adipositas, Struma), aber auch aufgrund einer (aus verschiedenen Gründen notwendig scheinender) näher am Jugulum gelegen Punktionsstelle, da die Trachea in kraniokaudaler Richtung nach dorsal abweicht, wodurch der Punktionsweg verlängert wird. Hierdurch wird der Winkel zwischen Tracheavorderwand und einzuführendem Dilatator bzw. endgültiger Trachealkanüle spitzer, wodurch zum einen ein höherer Druck zur Perforation der Tracheavorderwand notwendig wird, zum anderen die Gefahr des seitlichen Abgleitens durch Knicken des Führungsdrahtes und Schaffung einer Via falsa mit Verletzung der umgebenden Strukturen steigt.

Um die beschriebenen Komplikationen, die durch einen zu hohen Druck beim orthograden Einführen des jeweiligen Dilatators bzw. der Trachealkanüle entstehen können, zu minimieren, wird empfohlen, diesen um 90° - 180° (ähnlich der Technik mit der ein Guedeltubus oropharyngeal platziert wird) versetzt zur Trachealängsachse anzusetzen und mittels einer ¼-, respektive einer ½ -Drehung nach kaudal in die Luftröhre einzuführen. Mit diesem Vorgehen wird ein annähernd lotrechter Winkel zwischen Trachea und Dilatator bzw. Trachealkanüle erreicht, was im Einzelfall das Einführen erleichtert, insbesondere bei Kanülen die eine Kalibersprung zwischen Einführhilfe und Kanülenspitze aufweisen.

Seltene, aber schwerwiegende Komplikationen sind das Auftreten eines Mediastinalemphysems durch Luftübertritt während des Dilatationsvorganges bzw. durch Kanülenfehllage oder das Auftreten eines Pneumothorax bei Verletzung der Lungenspitzen durch Fehlpunktion. Nach schwieriger Tracheostomaanlage und klinischem Verdacht ist daher eine Röntgendiagnostik postinterventionell angezeigt.

An relevanten Langzeitkomplikationen nach (dilatativer) Tracheotomie ist lediglich das Auftreten einer Trachealstenose zu nennen. Ursächlich hierfür sind unter anderem frakturierte Knorpelspangen, repetitive traumatische Kanülenwechsel sowie persistierende Infektionen im Tracheostomabereich. Die Häufigkeit wird je nach Untersuchung mit 0,3-6% angegeben, wobei die meisten der diagnostizierten Lumeneinengungen < 50% lagen und somit nicht als symptomatisch angesehen werden können (10,11).

Die Verlegung des Atemwegs

Eine Verlegung des Atemweges durch Blutkoagel, Sekretverhalt, Verborkung bei ungenügender Atemgasbefeuchtung oder intratrachealer Kanülenfehllage mit konsekutivem „Airtrapping" ist im gesamten postoperativen Verlauf möglich.

Bei Verdacht auf eine mechanische Ursache einer Obstruktion ist umgehend die Durchgängigkeit des einliegenden Tracheostomas zu überprüfen (Entfernung einer einliegenden Innenkanüle, Absaugen) und eine Bronchokopie, ggf. unter Analgosedierung, durchzuführen. Hierbei können zum einen die Ursachen visualisiert und beseitigt werden. Zum anderen kann die korrekte Lage der Trachealkanüle im Lumen verifiziert oder ggf. korrigiert werden, um -vor allem- exspiratorische Atemhindernisse zu vermeiden. Ein Wechsel sollte unter optimierter Lagerung (leicht reklinierter Kopf, Oberkörperhochlage) beim dilatativ angelegten Tracheostoma über einen Bougie, einen abgeschnittenen Absaugkatheter, oder über einen Tubus-Wechsel-Katheter, der die Möglichkeit zum Anschluss eines Beatmungsbeutels besitzt, erfolgen. Bei der Reinsertion darf keine Gewalt angewendet werden. Bei diesbezüglichen Schwierigkeiten ist zunächst eine kleinere Kanülengröße zu wählen. Da sich hierdurch aber der Atemwegswiderstand und die Atemarbeit vergrößert, muss die eventuelle Notwendigkeit zur mechanischen Unterstützung einer bestehenden Eigenatmung beachtet werden. Ist eine Atemwegssicherung indiziert und persistieren die Schwierigkeiten beim Kanülenwechsel, ist bis zur Klärung der Ursache eine endotracheale Intubation durchzuführen.

Beabsichtigte oder unbeabsichtigte Dekanülierung in Verlauf. Bei der Situation der Dekanülierung/Dislokation kommen grundsätzlich verschiedene Überlegungen in Betracht. Grundsätzlich ist bei allen Maßnahmen die Art der Tracheotomie (chirurgisch vs. perkutan-dilatativ) zu bedenken. Während bei einem chirurgisch angelegten Tracheostoma aufgrund der Epithelialisierung die Trachealkanüle problemlos wieder einzuführen sein sollte, ist aufgrund des Kulissenphänomens (Verschiebung der lediglich auseinander gedrängten prätrachealen Schichten) beim dilatativen Tracheostoma eine direkte Reinsertion oftmals nicht möglich.

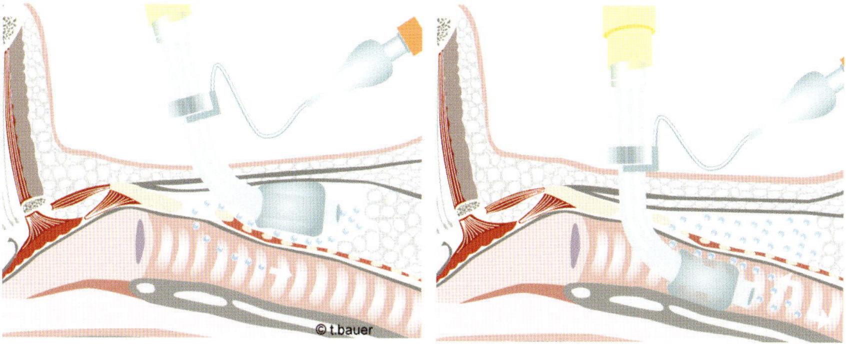

Abb. 3: Mediastinalemphysem nach Reinsertion (Via Falsa, prätrachealer Luftübertritt)

Diese Problematik ist umso ausgeprägter, je eher es nach Anlage zu einer Dislokation kommt (12). Ein Re-Insertionsversuch vor dem 10. Tag kann mit erheblichen Komplikationen assoziiert sein (Blutungen, Kanülenfehllage, Mediastinalemphysem, Pneumothorax) und sollte im Einzelfall nur einmalig durch erfahrenes Personal versucht werden (endoskopische Inspektion des Tracheostomas unter gleichzeitiger Spreizung mittels eines Spekulums). Eine umgehende bronchoskopische Lagekontrolle ist obligat. Von wiederholten Versuchen ist unbedingt abzuraten, vielmehr sollte eine sofortige orotracheale Intubation durchgeführt, bzw. ein supraglottischer Atemwegszugang gemäß Algorithmus geschaffen werden. Anschließend ist ein Rekanülierungsversuch unter Sicht (Bronchoskop) durchzuführen.

In der bis zur definitiven Atemwegssicherung -falls sie notwendig erscheint- notwendigen Zeit sind Basismaßnahmen gemäß dem gültigen Algorithmus durchzuführen. Diese beinhalten Maßnahmen zum Freimachen der Atemwege, O_2-Insufflation und ggf. Einlage eines Wendeltubus bei Patienten mit erhaltenen Schutzreflexen bzw. Guedeltubus beim komatösen Patienten zur Erleichterung einer Maskenbeatmung bei fehlender Eigenatmung. Bei Leckage über das Tracheostoma sollte dieses mittels geeigneter Maßnahmen intermediär abgedichtet werden (z.B. Verschluss durch Aufdrücken von Kompressen).

Komplikationen im Zusammenhang mit der Entwöhnung von der einliegenden Trachealkanüle werden gesondert im Kapitel 8 besprochen.

Literatur

1. Walz MK, Schmidt U. Die Tracheotomie: Indikationen, Methoden, Risiken. Chirurg 2001; 72:1101-10
2. Fikkers BG, Fransen GA, van der Hoeffen JG, Briede IS, van den Hoogen FJ. Tracheostomy for long term ventilated patients: a postal survey of ICU practice in the Netherlands. Intensive Care Med 2003; 29: 1390-93
3. Freemann BD, Isabella K, Lin N, Buchmann TG. A meta -analysis of prospective trials comparing percutaneous and surgical tracheostomy in critically ill patients. Chest 2000; 118: 1412-18
4. Cheney FW, Posner KL, Caplan RA. Adverse respiratory events in anesthesia: a closed claims analysis. Anesthesiology 1991; 75: 6: 932-39
5. Gründling M, Quintel M. Perkutane Dilatationstracheotomie. Anaesthesist 2005; 54: 929-44

6 Deutsche Gesellschaft für Anästhesie und Intensivmedizin. Leitlinie Airwaymanagement. Anaesth Intensivmed 2004; 45: 302-6

7 Kost KM. Endoscopic percutaneous dilatational tracheostomy: A prospective evaluation of 500 consecutive cases. Laryngoscope 2005; 115: 1-30

8 Mutzbauer TS, Keul W, Bernhard M, Völkl A, Gries A. Invasive Techniken in der Notfallmedizin. Anaesthesist 2005; 54: 145-54

9 Hürter H, Post-Stanke A, Tolksdorf W. Tödliche Gefässarrosion nach Dilatationstracheotomie. AINS 2000; 35: 658-60

10 Norwood S, Vallina VL, Short K, Saigusa M, Fernandez LG, McLarty LW. Incidence of tracheal stenosis and other late complications after percutaneus tracheostomy. Ann Surg 2000; 232: 233-41

11 Walz MK, Peitgen K, Thürauf N, Trost HA, Wolfhard U, Sander A, Ahmadi C, Eigler FW. Percutaneous dilatational tracheostomy-Early results and long term outcome of 326 critically ill patients. Intensive Care Med 1998; 24: 685-90

12 Marx WH, Ciaglia P, Graniero KD. Some important details in the technique of percutaneous dilatational tracheostomy via the modified seldinger technique. Chest 2000; 110: 762-66

13 McCormick B, Manara AR. Mortality from percutaneous dilatational tracheostomy. A report of three cases. Anaesthesia 2005; 60: 490-95

14 Flint AC, Midde R, Rao VA, Lasman TE, Ho PT. Bedside ultrasound screening for pretracheal vascular structures may minimize the risks of percutaneous dilatational tracheostomy. Neurocrit. Care 2009; 11: 372-6

15 Muhammad JK, Major E, Wood A, Patton DW. Percutaneous dilatational tracheostomy: haemorrhagic complications and the vascular anatomy of the anterior neck. A review of 497 cases. Int. j Oral Maxillofac Surg. 2000: 29; 3: 217-22

16 Rajajee V, Fletscher JJ, Rochlen LR, Jacobs TL. Real time ultrasound guided percutaneous dilatational tracheostomy: a feasibility study. Crit Care 2011: 15; R67

17 Reily PM, Anderson HL, Sing RF, Schwab CW, Bartlett RH. Occult hypercarbia. An unrecognized phenomenonduring percutaneous endoscopic tracheostomy. Chest 1995: 107; 1760-63

18 Kearny PA,Griffen MM, Ochoa JB, Boulanger BR, Tseui BJ, Mentzer RM. A single center 8-year experience with percutaneous dilatational tracheostomy. Annals Surg 2000: 231; 701-9

19 Halum SL, Ting YJ, Plowman EK, Belafsky PC, Harbarger CF, Postma GN, Pitman MJ, LaMonica D, Moscatello A, Khosla S, Cauley CE, Maronian NC, Melki S, Wick C, Sinacori JT, WhiteZ, Younes A, Ekbom DC, Sardesai MG, Merati AL. A multi-institutional analysis of tracheostomy complications. Laryngoscope 2012: 122; 38-45

20 Henschke S, Hamacher J, Gröschel A. Der schwierige Atemweg. Intensivmed 2006; 43: 252-59

Trachealkanülenpflege

C. Krause, M. Sandstede

Einführung

Im Vordergrund unserer Überlegungen steht die Intention, dem Patienten kurzfristige Erfolge auf seinem Genesungsweg zu ermöglichen. Unser oberstes Ziel ist es, den Komfort betreffend der Tracheostomie zu verbessern und dadurch die Akzeptanz für die daraus resultierenden Folgen zu erhöhen.

Die pflegerischen und therapeutischen Aufwendungen sollten zielführend gebündelt werden. Der Ausdruck der Trachealkanülenpflege ist im Wortlaut keineswegs für die Berufsgruppe der Pflegenden reserviert, er umfasst vielmehr die gesamte Fülle der unterschiedlichen Maßnahmen, die an und um den tracheotomierten Patienten anfallen. Wir wollen in diesem Kapitel den Fokus auf die Maßnahmen und Handlungen legen, die im pflegerischen Alltag meist an die Berufgruppe der Pflegenden delegiert sind.

Praxis - Überwachung nach Tracheostomie

Die postoperative Überwachung von Patienten nach Anlage einer Tracheotomie, sei es dilatativ oder konventionell-operativ zielt auf die frühzeitige Erkennung von Komplikationen und deren Vermeidung hin.

Die Komplikationen lassen sich in zwei Gruppen einteilen:

Frühkomplikationen:

- Blutung aus dem Op-Gebiet
- Verlegung der Atemwege mit Blut, Borken oder Sekret
- Dislokation der Kanüle bei mangelnder Fixierung oder unkontrolliertes Entfernen durch den Patienten selbst.
- Hautemphysem der Weichteile am Hals

Spätkomplikationen:

- Borkige Tracheitis auf Grund ungenügender Anfeuchtung der Schleimhäute
- Granulationsbildung am Kanülenausgang

- Striktur
- Drucknekrosen, diese sind meist im Bereich des Cuffs zu finden.
- Ausbildung von Fisteln in umliegende anatomische Strukturen
- Schluckstörungen
- Infektionen
- Tracheomalazie (ist gekennzeichnet durch die Erschlaffung der Luftröhre)

Absaugen über das Tracheostoma

Einer der Hauptaspekte des Lebens mit einer Trachealkanüle ist die Tatsache, dass Sekret regelmäßig mit einem Absauggerät und einem Katheter aus der Kanüle abgesaugt werden muss. Im Normalfall würde das Sekret durch Husten aus der Lunge in die oberen Atemwege und den Mundraum transportiert, von wo es durch Schlucken beseitigt werden könnte. Die Kanüle unterbricht jedoch die Verbindung zu den oberen Atemwegen, so dass sich Sekret in der Kanüle ansammeln kann. Die daraus resultierende Atemnot macht das endotracheale Absaugen notwendig.

Generell macht es Sinn, sich vor dem Absaugen ein Bild über die erwünschte maximale Absaugtiefe zu verschaffen, indem patientenindividuell mit Hilfe eines abgemessenen Katheters die Länge ermittelt wird.

Dieses Hilfsmittel verbleibt für jeden sichtbar am Platz des Patienten.

Pflegeziele:

- ungehinderte Belüftung der Atemwege
- die Atemwege sind frei von Sekret, Exsudat, Transsudat, Schleim und Zellresten
- Vermeidung von Infektionen

Materialien:

- intakte Absauganlage
- sterile Spüllösung
- sterile Absaugkatheter in verschiedenen Größen

Tubus: mm ID	Absaugkatheter: Ch
Bis 3,5	6
4,0	8
4,5	8
5,0	8-10
5,5	10
6,0	10
6,5	12
7,0	12
7,5	14
8,0	14
8,5	14-16
9,0	16

Tab. 1: Grösse der Absaugkatheter im Verhältnis zur Größe des Endotrachealtubus

Absaugkatheter

Offene Systeme:

atraumatische Katheter (zusätzliche seitliche Öffnung)

- Diese Katheter werden unter mindestens 0,4 bar (Kinder 0,2 bar) Sog eingeführt
- Luftkissenpolster schützt die Schleimhaut

traumatische Katheter (eine zentrale endständige Öffnung)

- werden ohne Sog eingeführt
- max. 0,4 bar Sog Erwachsene / max. 0,2 bar Sog bei Kinder

Geschlossene Absaugsysteme:

Materialien wie Mundschutz, Handschuhe und Gleitmittel entfallen hierbei Zusätzlich wird eine Spritze mit NaCl 0,9% zum Nachspülen benötigt

- Sogstärke 0,4 - 0,6 bar (Kinder: 0,3 - 0,4 bar)
- Beatmungsbeutel / Beatmungsgerät
- Sterile und unsterile Handschuhe
- Mundschutz
- Gleitsprühmittel (z.B. Glandosane ®)
- Stethoskop
- Müllabwurf

Häufigkeit:

Grundsätzlich gilt: "So wenig wie möglich, aber so oft wie nötig!" Wann kann Absaugen notwendig werden?

- rasselnde, brodelnde Geräusche
- Abfall der SaO_2
- Anstieg des Beatmungsdruckes
- Anstieg des pCO_2
- Abfall des pO_2
- auf Wunsch des Patienten
- evtl. vor und nach Umlagern des Patienten
- nach Mobilisation des Sekretes durch Inhalation

Durchführung bei offenen Systemen

- Material in erreichbarer Nähe platzieren
- Apparative Überwachung – evtl. QRS-Ton einstellen
- bei Sauerstoffkonzentrationen > 50 % evtl. präoxigenieren
- (100 % O_2 über 2 –3 min)
- evtl. Magensaft ableiten
- Cuffdruck überprüfen
- Absauganlage einschalten und überprüfen

- Absaugen des Nasen-Rachen-Raums
- Bei PEEP > 5 schrittweise reduzieren
- Alarm am Respirator unterdrücken
- Absaugkatheter unter sterilen Bedingungen entnehmen und mit Fingertip konnektieren
- bei Bedarf Absaugkatheter mit Gleitmittel einsprühen
- Diskonnektion des Beatmungsgerätes *
- Ablage des Drehkonnektors auf steriler Ablage(z.B. Handschuhpapier)

Traumatische Katheter werden ohne Sog eingeführt. Der Katheter wird eingeführt bis zur beschriebenen Länge und dann unter drehender Bewegung mit kontinuierlichem Sog zurückgezogen.

Atraumatische Katheter (Aeroflow® oder Gentle-Flow®) werden mit Sog eingeführt, nur dadurch wird das notwendige Luftpolster aufgebaut.

Der Absaugvorgang darf nicht länger als 15 Sek. Dauern, für jeden Absaugvorgang muss ein neuer Absaugkatheter benutzt werden.

- Beatmungsgerät wieder anschließen
- Absaugkatheter zusammenrollen, Handschuh darüber stülpen, entsorgen
- Durchspülen des Absaugschlauches
- Erfolgskontrolle: Auskultation mit dem Stethoskop
- Dokumentation und Befunderhebung

In der Pädiatrie wird bei Patienten mit zähem Sekret eine Instillation von physiologischer Kochsalzlösung (Menge entsprechend der Altersgruppe) vorgenommen

Durchführung bei geschlossenen Systemen:

- Apparative Überwachung – evtl. QRS-Ton einstellen
- bei FiO_2 > 0,5 evtl. präoxigenieren (1,0 über 2 –3 min)
- evtl. Magensaft ableiten

- Cuffdruck überprüfen
- Absauganlage einschalten und überprüfen
- Absaugen des Nasen-Rachen-Raums
- Alarm am Respirator unterdrücken
- geschlossenes System mit Fingertip konnektieren
- Katheter unter Sog einführen, unter intermittierendem Sog zurückziehen.
- Der Absaugvorgang darf nicht länger als 15 Sek. dauern
- Durchspülen mit einigen ml sterilem NaCl 0,9% mit der dafür vorgesehenen Spritze
- Diskonnektion des Schlauches vom Katheter
- Durchspülen des Absaugschlauches
- Erfolgskontrolle durch Auskultation
- Dokumentation [1]

Befeuchtung

Aktive Befeuchtung

Bei der aktiven Befeuchtung werden die applizierten Atemgase über ein Heizungssystem erwärmt und mit Feuchtigkeit gesättigt. Dabei empfiehlt sich zur Vermeidung von Kondensbildung die Verwendung beheizter Schlauchsysteme. Dieses Verfahren kommt fast nur bei beatmeten Patienten zum Tragen.

Wärme und Feuchtigkeitsaustauscher

HME = Heat and Moisture Exchanger

Die Befeuchtung folgt dem physiologischen Prinzip des Nasopharynx, also der Reinigung und Anfeuchtung der Atemluft.

Beim Ausatmen werden die natürliche Wärme und Feuchtigkeit aus der Atemluft im Befeuchtungsfilter gespeichert und dann beim Einatmen wieder in die Atemluft abgegeben. Gleichzeitig wird eine recht effektive Filterung der Atemluft erreicht, wodurch die Gefahr, dass lose Partikel in die

Lungen und Atemwege des Patienten geraten könnten, vermindert wird. Künstliche Nasen sind der einfachste und unkomplizierteste Weg, die Atemluft angemessen zu konditionieren.

Eine künstliche Nase sollte gewechselt werden, wenn Feuchtigkeit auskondensiert ist oder eine sichtbare Sekretverschmutzung vorliegt. Sie ist jedoch mindestens einmal täglich zu wechseln [2]. Künstliche Nasen sind in den unterschiedlichsten Formen und Größen erhältlich.

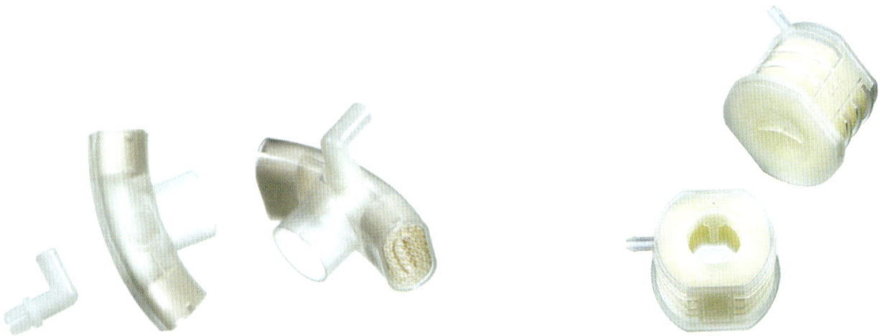

Abb. 1: *humid assist* III (li.) und IV (re.) (TRACOE medical GmbH)

Inhalation

Eine Inhalation mit Kochsalzkonzentrationen von 0,9 % bis zu 3 % (ärztlich anordnungspflichtig!) kann hilfreich sein, wenn das Sekret zäh oder dickflüssig sein sollte und kann bei Bedarf mehrmals täglich durchgeführt werden. Inhalationsgeräte müssen unbedingt täglich desinfizierend gereinigt werden, um die Gefahr einer bakteriellen Verunreinigung des Geräts zu minimieren.

Raumluftbefeuchtung

Ein tracheotomierter Patient ist in besonderem Maße auf eine ausreichende Luftfeuchtigkeit angewiesen. In diesen Fällen hat sich die Benutzung eines Raumluftbefeuchters gerade in den Wintermonaten oder in klimatisierten Räumen als sinnvoll erwiesen.

Stomapflege

Pflegeziele

- Infektion ist vorgebeugt
- Haut ist trocken und reizfrei
- Stoma ist frei von Druckstellen
- Stoma ist vor dem Eindringen von Fremdkörpern geschützt
- regelrechte Lage der Trachealkanüle

Häufigkeit

mindestens 1 x am Tag, bei Bedarf häufiger

Material:

- unsterile Einmalhandschuhe
- NaCl 0,9 % bei reizlosem Tracheostoma
- Z.B. Lavasorb 0,04 % Lösung bei gerötetem Tracheostoma
- sterile Handschuhe
- sterile Tupfer (Pflaumentupfer/Stieltupfer)
- Schlitzkompressen aus Vlies (nicht gewebt)
- PU-Schaumkompresse bei vermehrter Sekretion
- Fixierungsband (weich, saugfähig, Längenverstellbar)
- Stethoskop
- Cuffwächter

Cave: Notfallmaterialien griffbereit haben!

Ein langes Nasenspekulum nach Kilian zum Offenhalten, Ersatzkanülen, Gleitgel, Absaugmöglichkeit, Beatmungsmöglichkeit, Maske

Durchführung des Verbandswechsels bei liegender Trachealkanüle:

- Cuffdruck erhöhen
- Absaugen des Mund-Nasen-Rachenraumes

- Entfernen des alten Verbandes mit unsterilen Handschuhen
- Sekret am Stoma absaugen
- Reinigen des Stomas mit angefeuchteten sterilen Tupfern und sterilen Handschuhen
- Inspektion der Wundfläche
- Abtrocknen der Haut mit sterilen Kompressen
- Bei Lavasorb 0,04 % Einwirkzeit beachten
- frische Schlitzkompresse oder Schaumkompresse auflegen
- bei Bedarf Kanülenfixierung erneuern, dabei die Haut im gesamten Halsbereich inspizieren
- Lagekontrolle durch Auskultation
- Cuff wieder im Normbereich blocken
- Befunderhebung und Dokumentation [3,4]

Durchführung eines Verbandswechsels bei bereits entfernter Trachealkanüle:

Zusätzliches Material:

- Hydrokolloidplatte
- Opsitefolie oder Fixomull zur Fixierung der Hydrokolloidplatte
- Entfernung des alten Verbandes und Wundreinigung wie bereits beschrieben
- Abtrocknen der Haut mit sterilen Kompressen
- Auflegen neuer Hydrokolloidplatte
- Fixierung mit Fixomull oder Opsitefolie
  dabei beachten, dass der Verband deutlich über die Ränder des Tracheostomas reicht
- Befunderhebung und Dokumentation

Kanülenarten

Trachealkanülen können aus Silikon, Plastik oder sogar aus Silber gefertigt sein. Am häufigsten sind Kanülen aus Silikon und Plastik, da sie leichter und daher bequemer zu tragen sind und weniger dazu neigen, an ihrer Innenseite durch getrocknetes Sekret zu verborken.

Viele Trachealkanülen werden mit einer separaten Innenkanüle geliefert, die einen etwas kleineren Durchmesser hat und exakt in die äußere Kanüle passt. Sollte die Innenkanüle durch Sekretablagerungen verborkt sein, so kann sie einfach herausgenommen und gesäubert werden, ohne dass die äußere Kanüle entfernt werden muss. Nach der Reinigung kann die Innenkanüle wieder in die äußere Kanüle eingesetzt werden [5].

Kanülen ohne Cuff

Sie sind besonders für Kinder mit minimalem Aspirationsrisiko geeignet, können aber trotz fehlender Manschette unter bestimmten Voraussetzungen auch für langzeitbeatmete Kinder in Frage kommen. Nur geeignet für Patienten mit erhaltener Schluckfunktion!

Kanülen mit Cuff

Zwingend für Patienten mit eingeschränkter Schluckfunktion! Abdichtung der Kanüle zur Durchführung einer Beatmung und Vermeidung von Aspirationen.

Wechsel der Kanüle

Häufigkeit:

Der erste Wechsel sollte frühestens 72 Stunden nach Anlegen des Tracheostomas durch einen Arzt erfolgen. Bei einer perkutanen Punktionstracheotomie sollte der Eingriff eine Woche zurückliegen. Der erste Wechsel erfolgt durch einen Arzt. Spätere Wechsel können bei normalen anatomischen Verhältnissen auch durch erfahrene Pflegende erfolgen. Die Häufigkeit der weiteren Wechsel ist abhängig von evtl. auftretenden Komplikationen.

Ein Kanülenwechsel wird erforderlich:

- bei undichtem Cuff
- bei Verlegung der Kanüle
- zur Verhütung von Infektionen

- Bei Atmungsproblemen nach Aufsetzten eines Sprechventils
- Bei beatmeten Patienten jedoch spätestens alle 29 Tage (siehe Gebrauchsanweisung der Kanülen)

Material:

- Funktionstüchtige Absaugung und verschiedene sterile Absaugkatheter
- unsterile Einmalhandschuhe
- NaCl 0,9 % bei reizlosem Tracheostoma
- Z.B. Lavasorb 0,04 % Lösung bei gerötetem Tracheostoma
- sterile Handschuhe
- sterile Tupfer (Pflaumentupfer/Stieltupfer)
- Schlitzkompressen aus Vlies (nicht gewebt)
- PU-Schaumkompresse bei vermehrter Sekretion
- Fixierungsband (weich, saugfähig, Längenverstellbar)
- Stethoskop
- Cuffwächter
- Gleitgel
- evtl. Einführhilfe (Cook Katheter)

Cave: Notfallmaterialien griffbereit haben!

Ein langes Nasenspekulum nach Kilian zum Offenhalten, Beatmungsbeutel und Maske. 3 sterile Trachealkanülen - eine unter und eine über der vorgesehenen Kanülengröße - im Zimmer vorrätig halten.

Vorbereitungen zur Durchführung :

- Lautstellen des QRS-Tons am Monitor
- Patienten bei eingeschränkter funktioneller Residualkapazität
- (cave: Kinder) präoxigenieren

- Oberkörper des Patienten hochlagern und den Kopf mittels einer Rolle unter der Schulter überstrecken, damit sich das Stoma gut darstellt.
- Sorgfältige Bronchialtoilette
- Reinigung und Absaugen des Mund-Nasen-Rachen-Raums
- bei liegender Magensonde Ablauf gewährleisten
- letzte Sondennahrung sollte mindestens 1 Stunde zurückliegen
- der Kanülenwechsel wird von 2 Personen durchgeführt, damit bei Problemen Hilfe zur Stelle ist

Durchführung:

- Befestigung der Kanüle lösen
- Kanüle sichern lassen durch zweite Person
- Verband entfernen
- Wundränder reinigen
- am Ende der Inspiration die Kanüle entfernen
- Wundränder erneut reinigen und evtl. absaugen
- neue Kanüle steril und entsprechend dem Öffnungsverlauf mit drehender Bewegung einsetzen
- Cuff mit Cuffdruckmesser blocken
- Atmung bzw. Beatmung sicherstellen
- Cuffdruck überprüfen
- Auskultation der Lungen auf seitengleiche Belüftung
- Kanüle sicher fixieren und neuen Verband anlegen
- Kontrolle der Beatmungsparameter
- Befund und Dokumentation [3,6]

Umgang mit Sprechventilen

Das Ventil wird auf die Trachealkanüle aufgesteckt und funktioniert als Rückschlagventil. Die Einatemluft kann das Ventil passieren. Dagegen wird die Exspiration über die Kanüle gestoppt, die Luft strömt an der Kanüle vorbei über die oberen Atemwege nach außen.

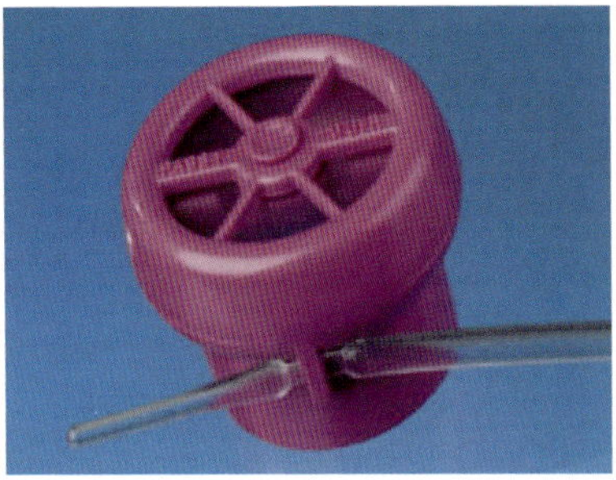

Abb 2: Passy Muir® (Fa. Servox)

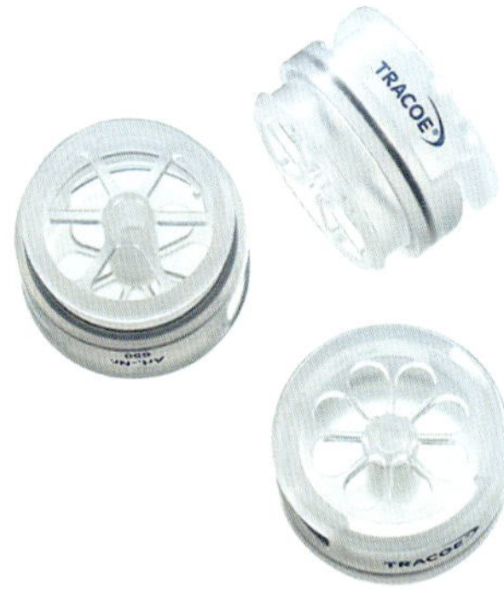

Abb. 3: Sprechventil Phone assist I (Fa. Tracoe)

Ziele:

- Gewöhnung an erhöhte Atemarbeit bei Ausatmung durch Nase/Mund
- Leiten des Ausatemstromes durch die Glottis
- Normalisierung der laryngealen /pharyngealen Regulationsmechanismen
- Schluckreflextriggerung
- Glottisschluss
- Sprecherleichterung
- Erleichterung der Bauchpresse
- Suffizienteres Abhusten von Sekret

Limitierende Faktoren:

- hochgradige suprastomale Stenose
- große Sekretmengen
- zu geringer exspiratorischer Flow zur Stimmbildung

Anwendung

- Patient wird angeleitet und informiert
- Pulsoximetrie wird angelegt und die Alarmgrenzen adaptiert
- Mund- Nasen- Rachenraum von Sekret reinigen
- Cuff der liegenden Kanüle mit einer Spritze vollständig entblocken
- Sprechventil auf den Konus der Trachealkanüle aufsetzen

Indikationen zum Wechsel auf Sprechkanüle mit Cuff

- Intermittierende Beatmungspflichtigkeit
- Große Sekretmengen
- Sprechventil wird bei entblockter nicht-gefensterter Kanüle nicht toleriert

Aufbereitung der Kanülen

Die Kanüle muss vor jedem Einsatz auf Verschleißmerkmale wie Risse, Verfärbungen oder andere Abnutzungen kontrolliert werden. Nach jedem Kanülenwechsel wird die alte Kanüle entweder weggeworfen, wenn es sich um eine Einwegkanüle handelt, oder gereinigt, wenn es sich um ein „Ein-Patientenprodukt" handelt. Keinesfalls darf eine solche Kanüle bei einem anderen Patienten zum Einsatz gelangen. Nach spätestens 29 Tagen ist sie zu entsorgen. Die maximale Verwendungsdauer der Hersteller ist zwingend zu beachten.

Für die Reinigung gibt es spezielle Reinigungspulver/-konzentrate und -behälter. Es gilt die Regel, dass vor der Reinigung die Desinfektion zu erfolgen hat. die von den Herstellern der Trachealkanülen zu diesem Zweck bezogen werden können. Die Trachealkanüle wird eingelegt und nach dem Einweichen mit einem kleinen Wattestäbchen beziehungsweise einer Kanülenbürste gründlich gereinigt, um übriggebliebenes Sekret zu entfernen. Schließlich wird die Kanüle sorgfältig mit Aqua destillata abgespült und luftgetrocknet.

Eine Trachealkanüle darf niemals sterilisiert oder abgekocht werden, da das Material dadurch zerstört werden könnte, es sei denn, der Hersteller empfiehlt diese Art der Reinigung ausdrücklich. Saubere Kanülen sollten in einem sterilen Behälter aufbewahrt werden, bis sie wieder benötigt werden. Hierfür kann man einen kleinen Plastikbehälter verwenden, der sorgfältig desinfiziert und getrocknet wurde, bevor die Kanülen hineingelegt werden [7].

Keinesfalls sollten Kanülen am Waschbecken unter fließendem Wasser gereinigt werden. Die Kontaminationsgefahr der Kanüle und die Kontamination der Umgebung sind nicht abschätzbar.

Literatur

1. Intensiv-Pflegestandards Universitätsmedizin Mainz 2008
2. http://stiftungnoah.de/tracheotomie/ratgeber/befeuchtung
3. Plenter, Ch: Tracheostomapflege. In: Bienstein, Ch, Klein, G. u. Schröder, G. (eds.): Atmen. Thieme Verlag, Stuttgart, 2000, pp 148 -153
4. Wilpsbäumer, S, Ullrich, L, Woldt, H: Unterstützende Systeme zur maschinellen Beatmung. In: Ullrich, L. (eds.): Zu- und ableitende Systeme. Thieme Verlag, Stuttgart, 2000, pp:42 – 61
5. http://stiftungnoah.de/tracheotomie/ratgeber/kanuelen
6. Schäfer, S, Scheuermann, G, Vollert, A, Wagner, R: Tracheotomie. In: Überwachung und Pflege des beatmeten Patienten 2.,völlig überarbeitete Auflage Gustav-Fischer-Verlag, Stuttgart, Jena, Lübeck, Ulm 2000, pp 75-84
7. http://stiftungnoah.de/tracheotomie/ratgeber/kanuelen

Trachealkanülen-Management: Materialien, Vorgehensweise, kontroverse Studienergebnisse

J. Konradi und I. Krämer

Thema dieses Artikels ist das Trachealkanülenmanagement. Im ersten Teil werden verschiedene Typen von Trachealkanülen und deren Funktionsweisen vorgestellt. Der zweite Teil widmet sich dem Dekanülierungsmanagement. Ziel ist es, die wichtigsten Schritte auf dem Weg zur abschließenden Dekanülierung darzustellen und den Leser mit den relevanten Überlegungen vertraut zu machen. Denn, um im Rehabilitationsverlauf die richtige Kanüle für einen Patienten bestimmen zu können, ist es erforderlich, die genauen Einsatzzwecke der verschiedenen Kanülentypen und der Arbeitsmaterialien zu kennen, die initiale und aktuelle Indikation zu verstehen und kontinuierlich zu überdenken. Abschließend werden einige kontroverse Studienergebnisse, die den Zusammenhang von Schluckfunktionen bei liegender Trachealkanüle betreffen, diskutiert.

Trachealkanülen-Arten und Arbeitsmaterialien

Die ideale Trachealkanüle sollte rigide genug sein, um den Atemweg zu erhalten und gleichzeitig flexibel genug, um den Patienten möglichst wenig zu irritieren. Trachealkanülen gibt es in einer Vielzahl von Längen, Durchmessern, Biegungswinkeln und weiteren Ausprägungen. Die Bestandteile einer Trachealkanüle, weitere Arbeitsmaterialien und deren Anwendungsbereiche werden im Folgenden aufgezählt:

1. Außen-Kanüle (der Hauptbestandteil der Kanüle, der auch in der Trachea sitzt)
2. Innen-Kanüle (auswechselbare dünnwandige Kanüle, die noch in die äußere Kanüle geschoben werden kann)
3. Cuff (ein Ballon am distalen Ende, der von außen aufblasbar ist und die Kanüle gegen die Trachealwand abschließt)
4. Außenventil (Ansatzpunkt für das Cuffdruck-Messgerät zum Aufblasen des Cuffs)
5. Kanülenschild / Flange (dient der Befestigung der Trachealkanüle und verhindert deren vollständiges Eindringen in die Trachea)

6. Obturator / Führungsstab (sitzt in der noch nicht eingeführten Kanüle und hilft beim Einführen, um Traumen zu verhindern und die Kanüle richtig zu platzieren)
7. Fensterungen (Öffnungen im oberen Schaftbereich der Kanüle, die den Luftstrom durch die Kanüle ermöglichen)

Trachealkanülen können ihrem Grund-Aufbau entsprechend in zwei verschiedene Typen eingeteilt werden. Dies können zum einen blockbare Kanülen und zum anderen nicht-blockbare Kanülen sein. Diese lassen sich ferner in die Untertypen: gefenstert/nicht gefenstert sowie mit/ohne Absaugvorrichtung unterscheiden.

Bei der perkutanen Dilatationstracheotomie (PDT) können, je nach gewähltem Tracheotomie-Set, initial alle Arten von Trachealkanülen angelegt werden. Dies kann zum Zwecke der besseren Beatmung des Patienten eine Trachealkanüle mit verstellbarem Flange oder mit dem Ziel einer verbesserten Pneumonie-Prophylaxe eine Kanüle mit subglottischer Absaugvorrichtung sein (Abbildung 1).

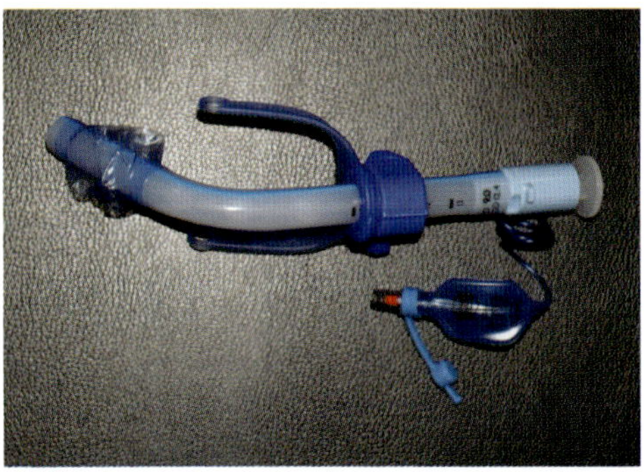

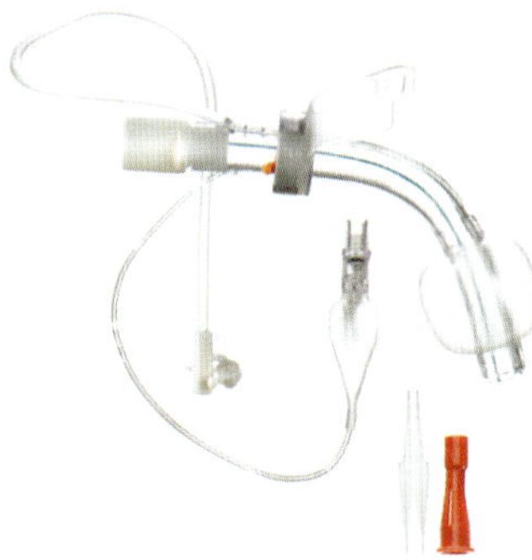

Abb. 1: Initial anlegbare Trachealkanülen

A. Trachealkanüle mit justierbarem Flansch

B. Trachealkanüle mit subglottischer Absaugvorrichtung und verstellbarem Flange

Das Anlegen einer Trachealkanüle führt zu nachhaltigen Veränderungen im gesamten Respirationssystem. Bei der physiologischen Atmung (Abbildung 2) strömt die Luft bei der In- und der Exspiration durch den Nasen-Rachen-Raum, die Stimmlippen und die Trachea. Liegt eine geblockte Trachealkanüle in der Trachea (Abbildung 2), strömt die gesamte Atemluft nur noch durch die Trachealkanüle.

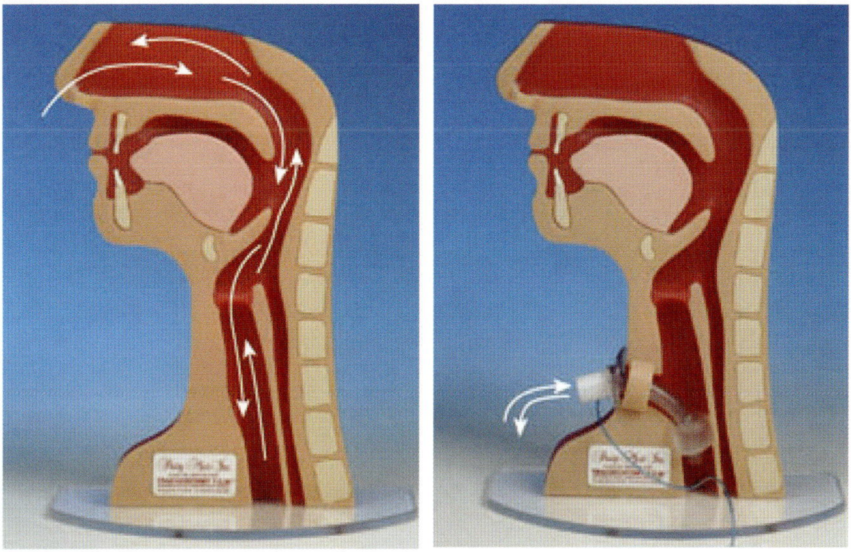

Abb. 2: Veränderung im Respirationssystem durch liegende TK.

A. Physiologische Atmung

B. Atmung bei eingelegter geblockter TK

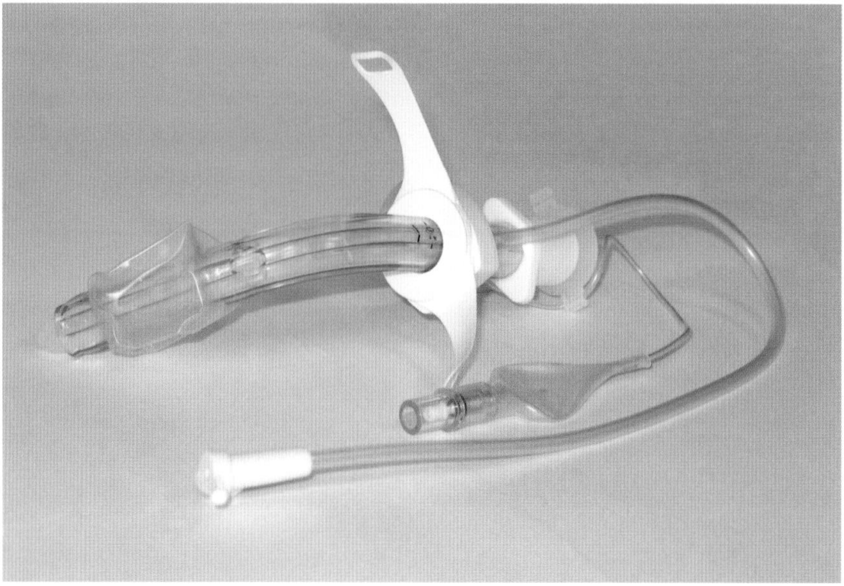

Abb. 3: Trachealkanüle mit Absaugvorrichtung

Eine Spezialform der blockbaren Kanülen sind Kanülen mit subglottischer Absaugvorrichtungen (Abb. 3). Hierdurch wird es möglich, aspirierte Sekrete, die sich oberhalb des Cuff ansammeln, von extern abzusaugen, um damit ein Eindringen in tiefere Atemwege weitestgehend zu verhindern. Ferner sind die qualitative Beurteilung des Aspirats und die Mengenkontrolle möglich.

Liegt eine Kanüle dagegen ungeblockt in der Trachea, so strömt die Atemluft sowohl bei der In- als auch bei der Exspiration durch die Trachealkanüle und entlang der natürlichen Atemwege (Abbildung 4). Im Spezialfall einer Sprechkanüle ist zusätzlich ein Strömen der Luft durch die Fensterung der Kanüle möglich. Ein Verschluss dieser Fensterung mithilfe einer Innenkanüle schützt die tieferen Atemwege.

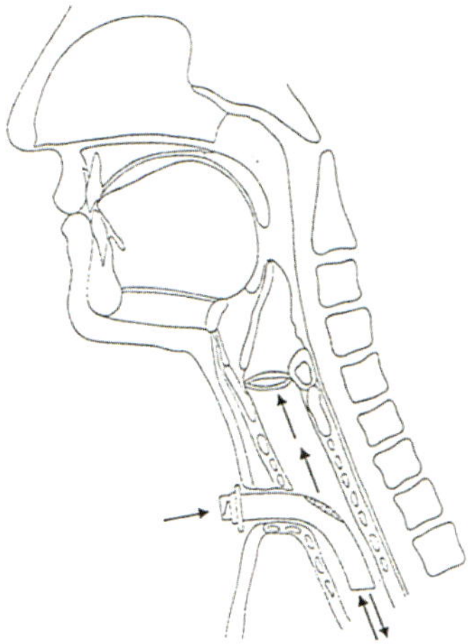

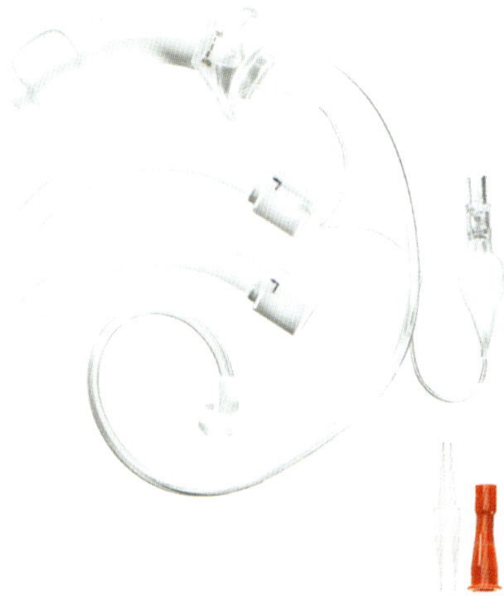

Abb. 4: Atemluftstrom bei ungeblockter Sprechkanüle

A. Respiration bei ungeblockter Kanüle

B. Sprechkanüle mit Innenkanülen

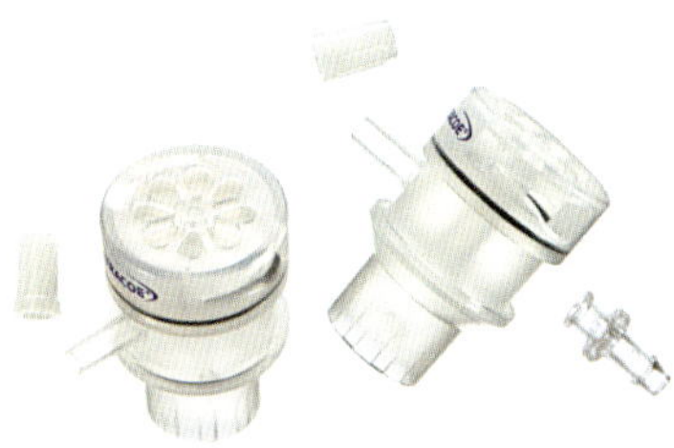

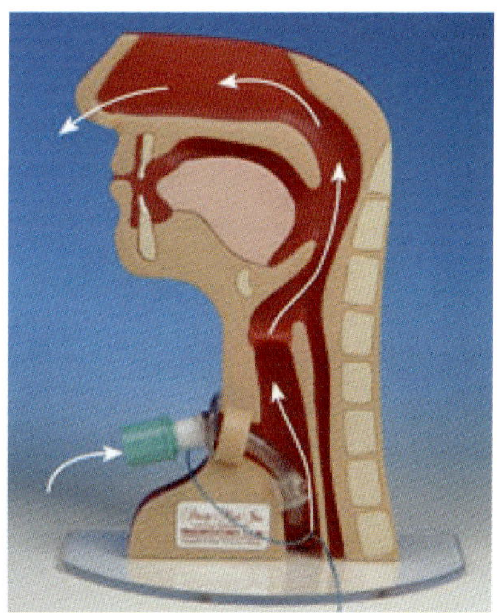

Abb. 5: Veränderungen im Respirationssystem durch Sprechventile

A. Sprechventile

B. Ausatemstrom-Lenkung durch Sprechventil

Zusätzlich können sog. Sprechventile (Abbildung 5) auf die entblockte Kanüle aufgesetzt werden. Bei Sprechventilen lenkt eine Einwegmembran den Ausatemstrom über die natürlichen Atemwege, was in der Folge die Phonation wieder möglich macht. Hierfür muss in jedem Fall der Cuff entblockt werden, da es sonst zum Atemstau kommt, weil dem Patienten lediglich noch die Möglichkeit zur Inspiration zur Verfügung steht.

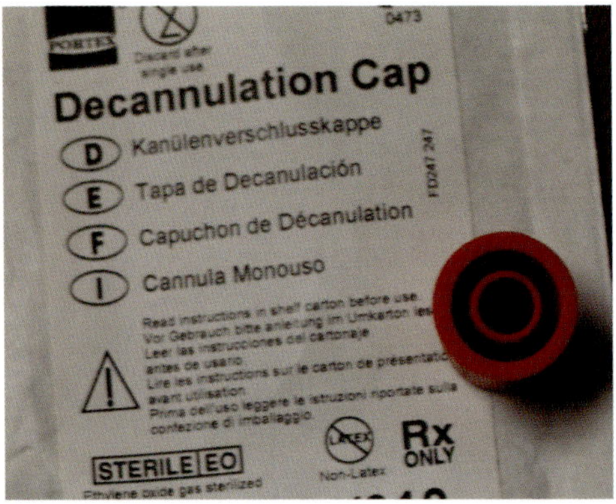

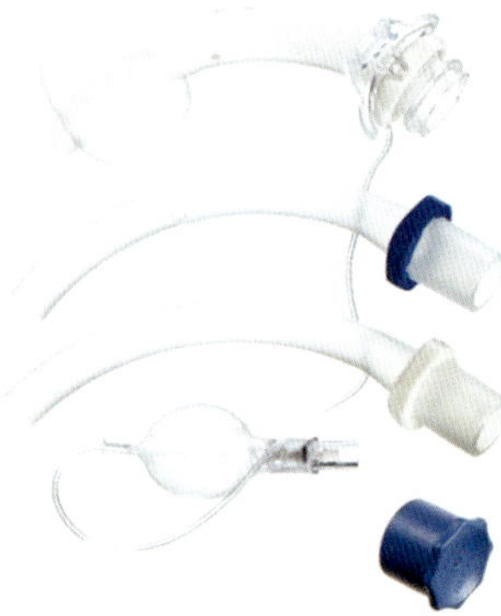

Abb. 6: Decannulation Caps

A. Decannulation Cap

B. Decannulation Cap und Sprechkanüle mit Inlays

Zum Training der physiologischen Atmung und zur Annäherung an physiologische (ausreichend hohe) subglottische Druckverhältnisse können sog. Decannulation Caps oder auch Kanülenverschlusskappen (Abbildung 6) aufgesetzt werden. Beim Verwenden von Decannulation Caps muss darauf geachtet werden, dass dem Patienten nur noch der natürliche Atemweg zur Verfügung steht, weshalb Decannulation Caps nur bei ungeblockten Sprechkanülen angewendet werden sollten!

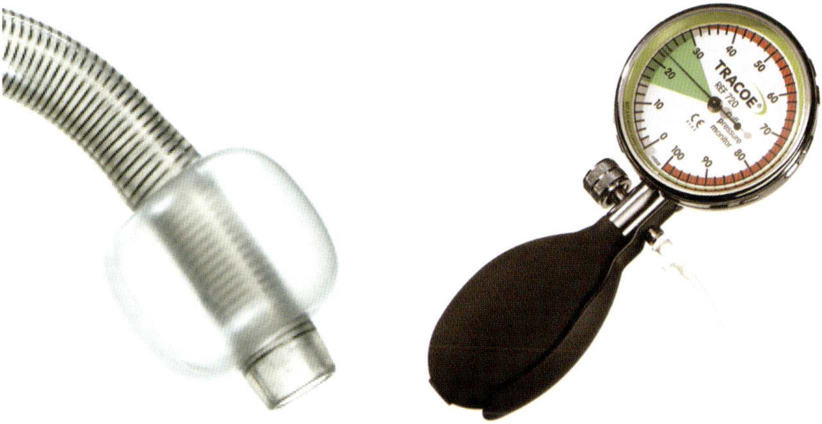

Abb. 7: Cuff und Cuffdruckmessgerät

A. Cuff am distalen Kanülenende **B.** Cuffdruckmessgerät

Beim Cuff (Abbildung 7) muss beachtet werden, dass der Druck hoch genug ist, um eine Aspiration und das Entweichen von Atemluft bei der Beatmung zu verhindern. Gleichzeitig darf er nicht zu hoch sein, um die Durchblutung der Trachealschleimhaut an der Kontaktstelle des Cuffs zu gewährleisten. Idealerweise sollte sich der Cuffdruck zwischen 15 bis 25 cm H_2O bewegen. Dies ist in der Regel durch einen grünen Bereich auf dem Cuffdruck-Messgerät markiert. Der Blutdruck der Kapillare der Trachealschleimhaut liegt nur knapp oberhalb und beläuft sich auf ca. 40 bis 45 cmH_2O. Der Cuff ist folglich immer mit einem Cuffdruck-Messgerät (Abbildung 7) zu blocken. Das Blocken mit einer Spritze birgt ein zu hohes Risiko des Überblockens.

Als Gefahren eines zu hohen Cuffdrucks werden u.a. Nekrosen, Ulzerationen (Geschwürbildungen), Verwachsungen der Schleimhaut und Tracheomalazie (Erweichungen der Knorpelspangen) angegeben. Als Spätfolge kann es zu Stenosen der Atemwege sogar 3-4 Monate nach der Entfernung der Trachealkanüle kommen [1].

Nachdem die wesentlichen Typen von Trachealkanülen und deren Funktionsweisen vorgestellt wurden, soll das folgende Kapitel den Leser mit den

Indikationen für den Wechsel von Trachealkanülen vertraut machen und in die Grundsatzüberlegungen bezüglich der Dekanülierung einführen.

Dekanülierungsmanagement

Der Grundsatz, der für jeden Trachealkanülenträger gilt, lautet:

„Schnellstmögliche Dekanülierung bei maximaler Sicherheit des Patienten".

Insbesondere bei längerfristig liegender Trachealkanüle gilt es, die Desensibilisierung des Larynx aufgrund des fehlenden Luftstroms (9) und die sekundären Sensibilitätsstörungen zu verhindern, die als Anpassungsprozess an die ständige Speichelreizung auf die umgebende Schleimhaut entstehen und zu einer Dysphagie mit Aspiration beitragen können, sogar ohne das Vorliegen einer neurologischen Basiserkrankung [2]. Ferner gilt es, die zentrale Dysregulation des laryngealen Verschlussreflexes zu vermeiden [3]. Das Hauptziel ist die schnellstmögliche Wiederherstellung physiologischer Larynxfunktionen. Auf einen oralen Kostaufbau sollte verzichtet werden, wenn die Trachealkanüle aufgrund einer neurogenen Dysphagie angelegt wurde und es weiterhin den V.a. Dysphagie gibt.

Merke 1:

Kein oraler Kostaufbau bei geblockter Kanüle!

Merke 2:

Keine orale Kost bei V.a. Dysphagie!

Bevor auf die einzelnen Schritte der Dekanülierung genauer eingegangen wird, soll nachfolgendes Flussdiagramm einen genauen Überblick über die einzelnen Schritte bis hin zur Dekanülierung geben. Die weiterführenden Erläuterungen werden sich auf das Flussdiagramm beziehen. Die grau hinterlegten Kästchen repräsentieren den idealen Dekanülierungs-Verlauf nach einer perkutanen Dilatationstracheotomie (PDT).

Flussdiagramm: Dekanülierungsmanagement

MEBDT: Modifizierter Evans-Blue-Dye Test (s. Text)

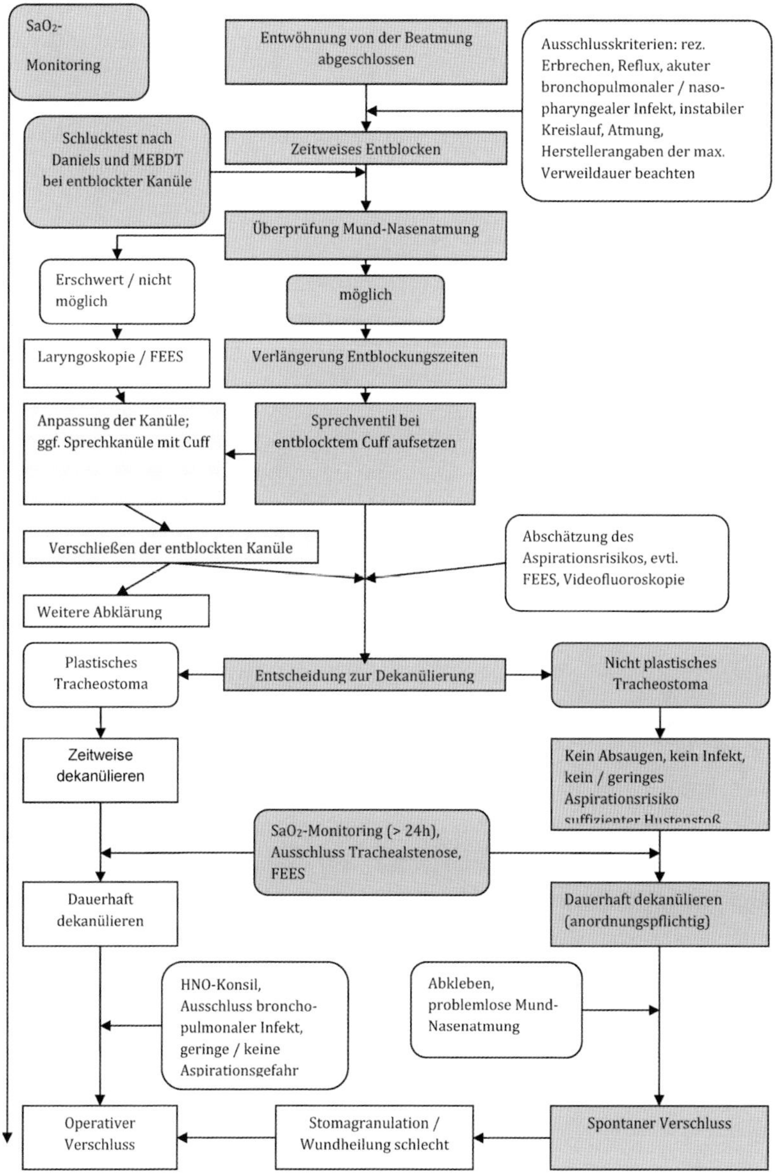

Ist der Patient nicht mehr dauerhaft beatmungspflichtig, so kann mit dem ersten Punkt, dem zeitweisen Entblocken, begonnen werden.

Zeitweises Entblocken

Nachdem der Patient von der Beatmung entwöhnt wurde, müssen vor Beginn des zeitweisen Entblockens folgende Ausschlusskriterien beachtet werden: Beim Patienten darf es nicht zu rezidivierendem Erbrechen kommen. Insbesondere sind die Sondenkostzeiten zu beachten. Es dürfen weder ein ausgeprägter öso-pharyngealer Reflux noch akute bronchopulmonale oder naso-pharyngeale Infekte vorliegen. Insbesondere bei Patienten nach Langzeitbeatmung kann eine Prädisposition für eine respiratorische Muskelfatigue vorliegen (2). Der Patient sollte nicht kreislauf- oder ateminstabil sein. Weiterhin sollte beachtet werden, dass es zu keinem stärkeren Austritt von Speichel aus dem Stoma kommt, keine sichtlich ausgetrockneten, verborkten Schleimhäute vorliegen (Exsikkose). Ein reflektorischer Husten sollte vorhanden sein oder, falls nicht, zumindest die Eigenwahrnehmung einer gurgelnden Stimme (wet voice) oder eines auffälligen Atemgeräusches bei gleichzeitig vorliegendem effektiven willkürlichen Husten.

Es ist mit dem Patienten eine aufrecht sitzende Behandlungsposition zu erarbeiten. Zunächst muss eine ausführliche Reinigung des nasalen und oralen Bereichs erfolgen. Bei Patienten mit bekannter chronischer Speichelaspiration muss anschließend eine Reinigung oberhalb des Cuffs erfolgen. Dies kann entweder durch transnasales Absaugen oder durch das Verwenden einer entsprechenden Absaugvorrichtung (suction aid) an der Kanüle erfolgen. Beginnen sollte man mit ca. 1 Minute bei kontinuierlicher SaO_2-Kontrolle. Über die Tage ist eine schrittweise langsame Steigerung empfehlenswert. Da es weiterhin zur Aspiration von Sekreten kommen kann, ist eine permanente Absaugbereitschaft unverzichtbar!

Schlucktest nach Daniels / modifizierter Evans Blue Dye Test

Als Screening sollte im weiteren Verlauf ein Schlucktest nach Daniels [4] durchgeführt werden. Zur genauen Durchführung und Bewertung der verschiedenen Parameter sei an dieser Stelle auf den Artikel von Glassl in diesem Handbuch verwiesen. Im Wesentlichen handelt es sich hierbei um das konsekutive Schlucken von Wasser bei entblockter und okkludierter Kanüle, mit dem Ziel, das Aspirationsrisiko abschätzen zu können. Der Test verfügt über eine Positivliste von Aspirationsprädiktoren. Bei einem Vorliegen von zwei oder mehr Symptomen verfügt der Test über eine Sensitivität von 92% und eine Spezifität 67% für das Vorliegen einer Dysphagie. Es muss jedoch berücksichtigt werden, dass das Normkollektiv aus nicht-tracheotomierten Patienten bestand.

Der Schlucktest nach Daniels lässt sich sehr gut mit dem **m**odifizierten **E**vans **B**lue **D**ye **T**est [5] kombinieren. Hierzu wird das Wasser zusätzlich mit z.B. Methylenblau angefärbt. Direkt nach jedem Schluckversuch und fünf Minuten nach Ende des Schlucktest wird endotracheal abgesaugt und das Trachealsekret wird auf Blaufärbungen hin untersucht. Hinsichtlich der Aussagefähigkeit dieses Testverfahrens werden in der Literatur unterschiedliche Angaben gemacht. In der Originalarbeit von Brady et al. [5], deren Daten von Patienten mit neurogenen Dysphagien stammen, wird eine Sensitivität von lediglich 50% bei einer Spezifität von 100% angegeben. Dies jedoch mit der Einschränkung auf Patienten, die mehr als minimale Restmengen aspirieren. Ein Replikationsversuch von Winklmaier et al. [6] ergab für das Vorliegen einer Aspiration eine Sensitivität von 95% und eine Spezifität von 100%. In dieser Untersuchung setzte sich das Kollektiv aus Patienten mit Tumoren im Kopf- und Nackenbereich zusammen. Zusammenfassend lässt sich dieses Verfahren somit eher als zusätzliches Diagnostikinstrument zum Schlucktest nach Daniels empfehlen.

Überprüfung Mund-Nasenatmung

Zur Überprüfung wird die Trachealkanüle zunächst entblockt. Dies ist unbedingt zu beachten, da es ansonsten durch die fehlende Ausatemmöglichkeit zum Atemstau beim Patienten kommen kann. Zur Okklusion eignet sich eine feuchte Kompresse. Diese wird zu Beginn während der Exspiration auf die Kanüle gehalten; die Inspiration läuft weiterhin über die Trachealkanüle. Das Abhusten, Schlucken und die Phonation können hierdurch unterstützt werden. Wird dies durch den Patienten toleriert, kann im Prinzip ein Sprechventil verwendet werden.

Verlängerung der Entblockungszeiten

Im nächsten Schritt können die Entblockungsintervalle sukzessive verlängert werden. Wichtige Parameter hierfür sind die Fähigkeit des Patienten, seinen Speichel konstant und spontan abzuschlucken. Es sollte kein Verdacht auf ausgeprägte Aspiration mehr gegeben sein. Die Absaughäufigkeit sollte ebenfalls zurückgegangen sein. Idealerweise sollte das Stoma trocken, das Atemgeräusch unauffällig bzw. die Stimme postdegluditiv nicht gurgelig sein. Ferner sollte kein Aufstau von Sekreten vorliegen und es sollte zu keinem Überlauf in den Aditus laryngis kommen. Falls dies geringgradig vorliegt, muss beim Patienten ein effektives reflektorisches Abhusten vorhanden sein.

Sind die o.g. Parameter gegeben, kann die Trachealkanüle schrittweise auf bis zu 24 Stunden entblockt werden.

Dekanülierungsplan

Die schrittweise Entwöhnung des Patienten erfolgt in interdisziplinärer Zusammenarbeit; meist umgesetzt durch Pflege und Sprachtherapie. Wichtig ist dabei eine genaue Dokumentation, sodass die Steigerung schrittweise erfolgt (vgl. Bild: Dekanülierungsplan). Neben der Entblockungszeit sollte unbedingt die Menge an Sekret, welches über die subglottische Absaughilfe (suction aid) abgesaugt wurde, dokumentiert werden. Diese gibt einen Hinweis darauf, ob weiterhin eine stille Speichelaspiration vorliegt. Erst im letzten Schritt wird der Patient auch über Nacht, insgesamt für 24h, entblockt. Gelingt dies ohne Hinweise auf Aspiration, kann über die Dekanülierung des Patienten entschieden werden (siehe Entscheidung zur Dekanülierung)

UNIVERSITÄTSmedizin.
MAINZ
Neurochirurgische Klinik und Poliklinik -
Frührehabilitation-

Dekanülierungsplan

Patient:

Dekanülierungsbeginn, Datum:

Sprechventil aufsetzen: 1. aufrechte Sitzposition, 2. Absaugen von Mund- und Rachenraum, bei Kanüle mit Absaugvorrichtung (suction aid): mit Spritze absaugen, 3. feuchte Nase abnehmen, 4. Absaugkatheter in TK einführen und mit Spritze den Cuff entblocken, bis Unterdruck den Kolben zurückzieht, dabei mobilisierte Sekrete absaugen 5. Sprechventil aufsetzen

Sprechventil absetzen: 1. Sprechventil absetzen 2. ggf. absaugen 3. (neue) feuchte Nase aufsetzen 4. mit Cuffdruckmesser den Cuff blocken

Abbruchkriterium: Sobald **2 mal endotracheales Absaugen** während eines Entblockungsintervalls nötig ist (Räuspern, Husten, verändertes Atemgeräusch, Sättigungsabfall), wird die künstliche Nase wieder aufgesetzt und der Cuff geblockt

Tag	Datum	Dienst	Entblockungszeit geplant	Entblockungszeit : Uhrzeit von - bis	Sekretmengen über suction aid (ml)	Hand-zeichen
1		Früh	5 Minuten			
		Spät	5 Minuten			
2		Früh	15 Minuten			
		Spät	15 Minuten			
3		Früh	30 Minuten			
		Spät	30 Minuten			
4		Früh	1 Stunde			
		Spät	1 Stunde			
5		Früh	1,5 Stunden			
		Spät	1,5 Stunden			
6		Früh	2 Stunden			
		Spät	2 Stunden			
7		Früh	3 Stunden			
		Spät	3 Stunden			
8		Früh	4 Stunden			
		Spät	4 Stunden			
9		Früh	Ganztägig			
		Spät				
10		Früh	Ganztägig und ganze Nacht			
		Spät				
		Nacht				
11			Ggf. Endoskopie / Dekanülierung			

Abb. 8: Dekanülierungsplan

Aufsetzen des Sprechventils

Möglichst zeitnah nach dem Überprüfen der Mund- und Nasenatmung und parallel zur Verlängerung der Entblockungszeiten ist auf die Trachealkanüle ein Sprechventil aufzubringen. Das aufgesetzte Sprechventil leitet den Ausatemstrom durch die Glottis und in der Folge wird für den Patienten das Phonieren wieder möglich. Ferner soll es Patienten an die erhöhte Atemarbeit bei Ausatmung durch Nase und Mund gewöhnen.

Sprechventile leisten darüber hinaus einen sehr positiven Beitrag für die Schluckfunktionen. Geblockte Trachealkanülen werden mit Beeinträchtigungen der Stimmlippenadduktion und des reflektorischen Hustens in Verbindung gebracht, die durch mangelnde Stimulation der Chemo- und Druckrezeptoren bei fehlendem Luftstrom und damit einhergehenden reduzierter Schluck- und Hustenreflextriggerung erklärt werden [7]. Das aufgesetzte Sprechventil ermöglicht nun einen verbesserten subglottischen Druckaufbau (unverzichtbar für den effektiven Hustenstoß) und führt somit annähernd physiologische Druckverhältnisse für das Schlucken herbei. Bereits kurz nach dem Aufsetzen des Sprechventils zeigt sich meist eine signifikante Steigerung der Spontanschluckrate [8].

Das Aufsetzen von Sprechventilen im Rahmen der Steigerung der Entblockungszeiten ist einer der wesentlichsten Schritte auf dem Wege der Dekanülierung.

Sprechkanüle

Im deutschsprachigen Raum weit verbreitete Konzepte zum Trachealkanülenmanagement [9, 10] sehen vor der Dekanülierung einen obligaten Wechsel auf eine Sprechkanüle vor. Neuere Studien [11] richten sich bei den Kriterien zur Dekanülierungsfähigkeit eher nach funktionellen Gesichtspunkten (Menge abzusaugender Sekretmengen, Entblockungsfähigkeit ...) und machen somit den Wechsel auf eine Sprechkanüle nicht mehr zu einem Muss. So heißt es z.B. bei Frank (S. 82) [11]: „Nach einer positiven Dekanülierungsentscheidung erfolgt am Morgen des nächsten Tages eine direkte Dekanülierung ohne Zwischenstufen..."

Denn wie bereits erwähnt ist das Aufsetzen eines Sprechventils nicht zwangsläufig an eine Sprechkanüle gebunden. Insbesondere bei postakut-stationären Patienten mit raschen Erholungsverläufen kann beim Vorliegen aller Parameter auf die Anlage einer Sprechkanüle verzichtet werden.

Unabdingbar ist der Wechsel auf eine Sprechkanüle, wenn das Sprechventil bei entblockter ungefensterter Kanüle nicht toleriert wird oder wenn mit Decannulation Caps gearbeitet werden muss.

> **Merke 3:**
>
> Decannulation Caps sollten nur bei gefensterten (Sprech-)Kanülen verwendet werden!

Eine wichtige Voraussetzung ist hierfür eine ausreichend weite Glottis (ohne Stenosen), was ggf. durch eine laryngoskopische oder fiberendoskopische Untersuchung überprüft werden kann. Beim Vorliegen von geringen Penetrations- oder Aspirationsmengen, was vor allem in Phasen schlechter Vigilanz und während des Schlafens vorkommt, muss in jedem Fall eine Sprechkanülen mit Inlay und Cuff gewählt werden, die den vorübergehenden vollständigen Verschluss ermöglicht.

Verschluss der entblockten Sprechkanüle

Vor dem Verschließen einer Sprechkanüle muss sichergestellt sein, dass der Patient über eine stabile Atmung verfügt und dass die Sprechkanüle toleriert wird.

Die wichtigsten mit dem Aufsetzen einer Decannulation Cap verbundenen Ziele sind das Gewöhnen an eine erhöhte Atemarbeit und die Anpassung der Druckverhältnisse im Oropharynx an physiologische Werte. Für das Aufbringen der Decannulation Caps empfiehlt sich ein schrittweises Vorgehen mit langsamer Steigerung (Minuten, Stunden, ½ Tag, dann über Nacht). Zu Beginn empfiehlt sich ein SaO_2-Monitoring. Die bereits erreichten Zeitintervalle sollten im Idealfall bilanziert werden.

Hat der Patient die Decannulation Cap für mehr als 24 h toleriert, kann man die Entscheidung zur Dekanülierung treffen.

Anpassung der Kanüle

Neben der Notwendigkeit zum Aufbringen einer Decannulation Cap gibt es eine Vielzahl weiterer Gründe zur Anpassung der Trachealkanüle. Das Wechseln wird zum Beispiel nötig bei Cuffleckage, bei Dislokation der Kanüle zur Sicherstellung der Atmung, zur Verhütung von Wundinfektionen, bei entsprechendem endoskopischen Befund und insbesondere bei Dysphagien mit Speichelpooling oberhalb des Cuffs und Speichelaustritt aus dem Stoma zur verbesserten Pneumonie-Prophylaxe.

Kanüle mit Absaugvorrichtung

Ein Wechsel auf eine Kanüle mit Absaugvorrichtung ist eine Indikation, die nach fiberendoskopischer Schluckuntersuchung (s.a. Artikel von Pittermann) oder dem Dysphagiescreening nach Daniels in Kombination mit dem MEBDT häufig gestellt wird. Die Absaugvorrichtung oberhalb des Cuffs bietet die Möglichkeit zur subglottischen Sekretdrainage. In einer randomisierten Kontrollstudie mit 150 intensivstationär betreuten Patienten stellten Smulders et. al [12] eine signifikant geringere Wahrscheinlichkeit für das Auftreten einer Pneumonie bei liegender Trachealkanüle mit Absaugvorrichtung (4%) im Vergleich zur Trachealkanüle ohne Absaugvorrichtung (16%) fest. Dieser Befund verdeutlicht, dass ein geblockter Cuff, insbesondere bei beatmeten Patienten, keinen vollständigen Schutz vor Speichelaspiration und damit verbundene Pneumonien bietet. Durch regelmäßiges Absaugen entlang des Absaugschlauches kann subglottisch aufgestautes Sekret einfach und suffizient entfernt werden. Benutzt man hierfür eine Spritze oder eine Absaugpumpe und keinen Absaugkatheter, so können zusätzlich die sich aufstauenden Mengen und die Qualität des Sekrets bestimmt werden.

Verwendung einer Absaugpumpe

Mithilfe einer Vakuumpumpe, die am Ausgang der subglottischen Absaugvorrichtung der Trachealkanüle (suction aid) angebracht wird, kann sowohl intermittierend als auch gleichmäßig das aspirierte Sekret abgesaugt werden. Die Einstellung kann für jeden Patienten individuell vorgenommen werden. Das Sekret wird dabei in einen durchsichtigen Abwurfbehälter (350ml) geleitet, sodass eine Kontrolle der Sekretmenge und -beschaffenheit möglich ist. Es ist zu beachten, dass die dauerhafte Absaugvorrichtung nur verwendet wird, wenn das Suction aid durchgängig ist (vorherige Prüfung durch manuelles Absaugen mit einer Spritze erforderlich). Insbesondere Patienten mit großen Sekretmengen profitieren vom regelmäßigen Absaugen und können damit ggf. besser vor einer Aspirationspneumonie geschützt werden.

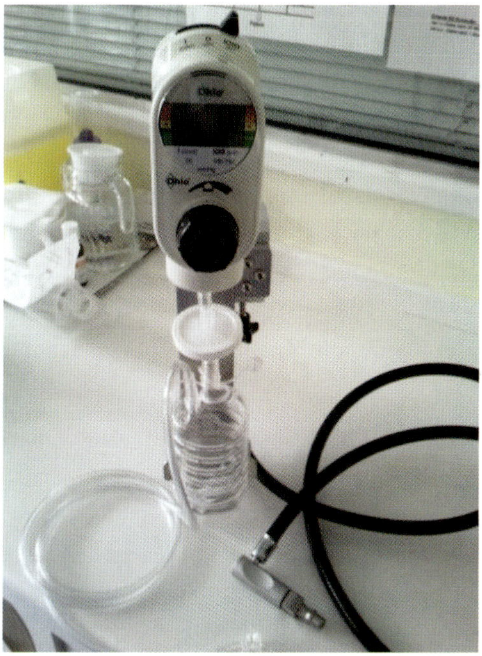

Abb. 9: Absaugpumpe

Entscheidung zur Dekanülierung

Die Komplexität des Entscheidungsprozesses zur Dekanülierung ist sehr stark von der initialen Indikation zur Anlage des Tracheostomas und vom verwendeten Operationsverfahren abhängig. Bei einer bevorstehenden

Dekanülierung einer epithelialisierten Trachealkanüle nach akutem Verschluss der oberen Atemwege müssen folglich andere Kriterien für eine abschließende Beurteilung zugrunde gelegt werden legen, als dies bei einer perkutan dilatativ angelegten Trachealkanüle nach prolongierter Beatmung und Dysphagie mit chronischer Speichelaspiration der Fall ist. Die nachfolgenden Überlegungen und diskutierten Parameter beziehen sich ausschließlich auf die Entscheidung zur Dekanülierung nach perkutan dilatativer Tracheotomie (PDT) zur Sicherung der tiefen Atemwege.

Unabhängig von der initialen Indikation muss der Ausschluss des Vorliegens einer Trachealstenose erfolgen. Es sollte kein endotracheales Absaugen mehr nötig sein; wobei hier dem klinischen Bild eine entscheidende Rolle zukommt und ein etwaiges gelegentliches endotracheales Absaugen nicht unbedingt als Ausschlusskriterium für die Dekanülierung gesehen werden muss. Darüber hinaus darf kein bronchopulmonaler Infekt mehr vorliegen. Im Idealfall sollte das Aspirationsrisiko Null sein; ein minimales Aspirationsrisiko kann aber bei suffizientem Hustenstoß und einem sehr guten klinischen Bild toleriert werden.

Dauerhafte Dekanülierung

Vor der dauerhaften Dekanülierung müssen nochmals nachfolgende Punkte beachtet werden:

Die dauerhafte Entblockung muss möglich sein und der Patient muss über eine dauerhaft suffiziente Atmung verfügen. Im Rahmen einer abschließenden endoskopischen oder radiologischen Schluckuntersuchung dürfen keine signifikanten Aspirationshinweise mehr gegeben sein. Eine verbesserte Vigilanz mit verbesserter oro-pharyngealer Eigenwahrnehmung muss sich eingestellt haben. Der Patient muss seinen Speichel spontan schlucken können und muss über einen produktiven suffizienten Hustenstoß verfügen.

Zusammenfassend kann man sich auch fragen, ob im gegebenen Fall noch eine Indikation zur Anlage einer Trachealkanüle besteht. Ist dies zu verneinen, kann die Trachealkanüle entfernt werden.

Merke 4:

Trachealkanülen können entfernt werden, wenn die Indikation für eine Tracheotomie nicht mehr gegeben ist!

Dekanülierung

Die entblockte Kanüle sollte langsam und vorsichtig mit einer der Kanülenbiegung folgenden Handbewegung aus der Trachea entfernt werden. Vor dem Abkleben des Stomas sollte direkt nach Entfernen der Kanüle das Stoma auf Granulationsgewebe und die Trachealrückwand nach dem seltenen Fall einer tracheo-ösophagealen Fistel hin untersucht werden. Zeigen sich entsprechende Auffälligkeiten oder sollte sich im Verlauf kein spontaner Verschluss des Stomas einstellen, ist die Untersuchung durch einen HNO-Arzt nötig. Nur in diesen sehr seltenen Fällen muss ein perkutan dilatativ angelegtes Stoma operativ verschlossen werden.

Nicht zwingend nötige Voraussetzungen für die Dekanülierung / Kontroverse Studienergebnisse

Nicht zwingend muss, wie bereits diskutiert, die Anlage einer Sprechkanüle erfolgen. Ist bislang ein komplikationsfreier Verlauf erfolgt, kann die Trachealkanüle beim Vorliegen aller oben genannten Parameter direkt entfernt werden. Umsichtigkeit ist jedoch empfohlen. So erfolgte bei zwei der von Frank (2008) [11] untersuchten Patienten eine respiratorisch indizierte Rekanülierung. Hieraus resultiert die dringende Notwendigkeit einer engmaschigen Überwachung des Patienten, wenn man sich man sich für ein schnelles Dekanülierungsregime entscheidet.

Ebenfalls nicht zwingend vorliegen muss die Fähigkeit zur oralen Nahrungsaufnahme, da der Patient auch nach erfolgter Dekanülierung nicht zwangsläufig oral sondern auch via nasogastraler Sonde oder PEG ernährt werden kann.

Insbesondere die Frage nach dem Zusammenhang von Trachealkanülen und deren Einfluss auf Schluckfunktionen wird in der Forschung energisch diskutiert. Nachfolgend soll die Argumentationsfront anhand vier beispielhafter

Studien aus den Jahren 2005 bis 2011 aufgezeigt werden. Dabei zeigen sich Kontroversen, die es noch durch weitere Studien zu überprüfen gilt.

1. Die Trachealkanüle übt einen negativen Einfluss auf die Schluckfunktionen aus; der Schluckakt wird häufig nach einer Dekanülierung [13] oder dem Entblocken [8] besser.

Seidl et al. (2005) [13] konnten nach Entfernung der TK eine hochsignifikannte Steigerung der Spontanschluckrate nachweisen (n=20, p=0,001), ohne dass es zu Veränderung der GCS oder der Coma Remission Scale kam. Der Effekt ist folglich auf das bloße Entfernen der Trachealkanüle zurückzuführen und nicht auf eine Verbesserung des neurologischen Status'.

Eine ebenfalls signifikante Verbesserung der Spontanschluckrate im entblockten Zustand konnten Konradi, Tremel & Welschehold (2011) [8] aufzeigen. Dabei wurden vierzehn Patienten mit neurogener Dysphagie unter drei Bedingungen jeweils für 3 Minuten untersucht:

1. Geblockt (Basisrate),
2. Entblockt + aufgesetztes Sprechventil und
3. Entblockt + Sprechventil + FOTT

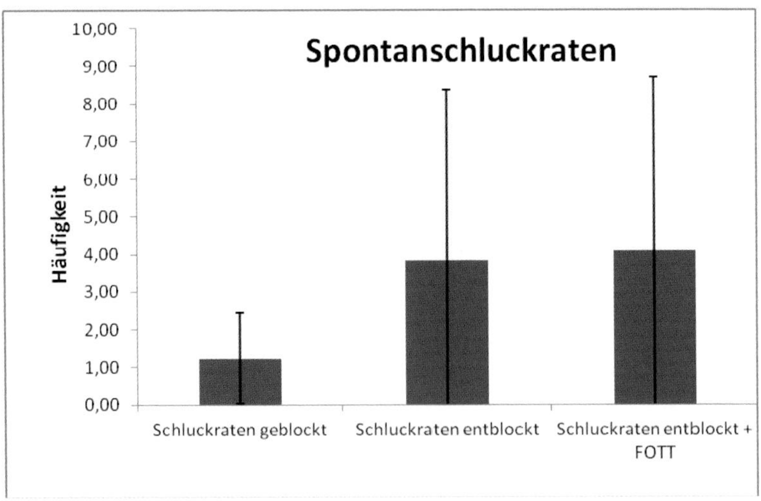

Abb. 10: Spontanschluckraten (Konradi, Tremel, Welschehold, 2011)

Die Spontanschluckrate verbesserte sich bereits nach dem Entblocken der Trachealkanüle signifikant (Basisrate vs. Cuff entblockt: p=0,02**). Eine noch höhere Signifikanz konnte bei zur Entblockung noch zeitgleich stattfindender Behandlung mit FOTT erzielt werden (Basisrate vs. Cuff entblockt + FOTT: p = 0,003***). Kein signifikanter Unterschied ergab der Vergleich zwischen bereits entblockter Trachealkanüle und zusätzlicher Behandlung mit FOTT ($p = 0{,}71^{ns}$).

Diesen Befunden steht die Argumentation gegenüber:

2. eine Trachealkanüle übt keinen negativen Einfluss auf die Schluckfunktionen aus; sie keinen Einfluss auf das Ausmaß von Aspiration / Penetration [14], die Biomechanik des Schluckens wird nicht behindert [15].

Donzelli et al. (2005) [14] untersuchten 37 potentiell dysphagische tracheotomierte Patienten bei liegender vs. kurzzeitig gezogener Kanüle und okkludiertem Stoma. Die Überprüfung erfolgte mittels oraler Gabe von breiiger Konsistenz unter fiberendoskopischer Kontrolle (FEES). Bei liegender Trachealkanüle zeigten 3 von 37 Patienten eine Aspiration (8%), bei anschließend kurzzeitig gezogener Kanüle und okkludiertem Stoma kam es bei 5 von 37 (13,5%) zu einer Aspiration, und somit bei unwesentlich mehr Patienten. Die Übereinstimmung liegt bei 95%. Bei der Untersuchung hinsichtlich des Einflusses auf die Penetration zeigte sich zwar nur eine Übereinstimmung von nur 78%. Dies lag aber daran, dass es vorher und nachher bei 25 von 37 (67,6%) zu Penetrationen in den Aditus laryngis kam. Bei jeweils vieren hat sich die Penetration erst gezeigt und dann nicht und umgekehrt. Zusammenfassend kamen die Autoren zu dem Ergebnis, dass sich für die Mehrheit ihres Kollektivs keine Verbesserung der Schluckfunktion nach gezogener Kanüle zeigen lassen konnte.

Terk et al. (2007) [15] untersuchten an sieben Patienten die Larynx- und Hyoidbeweglichkeit. Für das Patientenkollektiv wurden Tumorätiologien ausgeschlossen; als Diagnosen lagen Sepsis, Schädel-Hirn-Traumata, Schlafapnoe und beidseitige Stimmbandparese vor. Die Patienten wurden zunächst mit geblockter TK, anschließend mit entblockter, okkludierter TK und zum Schluss im dekanülierten Zustand mittels Videofluoroskopie

(VFSS) untersucht. Dabei zeigten sich in Abhängigkeit von keiner der drei Bedingungen ein signifikanter Unterschiede der maximalen Larynx-Elevation oder der anterior-superior Bewegung des Hyoids. Somit konnte auch in dieser Untersuchung kein negativer Einfluss der Trachealkanüle auf den Schluckakt gezeigt werden.

Zusammenfassung und Ausblick

Einen festen Dekanülierungsstandard einzuführen ist sehr wünschenswert, erfordert jedoch ein koordiniertes Zusammenarbeiten der Ärzten, Pflegepersonal und Therapeuten. Der Vorteil ist in jedem Fall eine zügige und risikoarme Dekanülierung des Patienten; selbst dann, wenn der Patienten über sehr lange Zeiträume mit einer Trachealkanüle versorgt wurde.

Insbesondere das Wiedererlangen der Kommunikationsfähigkeit durch das Nutzen eines Sprechventils trägt in hohem Maße zur Verbesserung der Lebensqualität des Patienten bei und ist bereits zu einem frühen Zeitpunkt des Dekanülierungsmanagements erreichbar.

Noch ungeklärt und somit Fragestellung zukünftiger Studien ist der Zeitrahmen, innerhalb dessen die Dekanülierung erfolgen soll. In der Tendenz wird die Zeit immer kürzer, bis die Dekanülierung erfolgt. Der damit verbundene Nachteil ist jedoch ein höheres Risiko von respirationsbedingten Rekanülierungen, und ein schnelles Dekanülierungsregime erfordert einen hohen Schulungsstandard des Personals [11].

Die Frage nach dem Einfluss der Trachealkanüle auf die Schluckfunktionen kann nicht einfach beantwortet werden, sondern erfordert eine differenziertere Betrachtung. Das Vorhandsein scheint einen direkten Einfluss auf die Schluckfunktionen auszuüben. Durch die Ergebnisse von Terk et al. (2007) [15], werden die Annahmen eines Anker-Effekts (TK behindert die laryngeale Exkursion), wie ihn Bonanno (1971) [16] und Elpern et al (1994) [17] beschreiben, als Erklärung für den negativen Einfluss auf die Schluckfunktionen stark relativiert. Die Daten unserer Untersuchung [8] lassen den gleichen Schluss zu. Das Vorhandensein einer Trachealkanüle scheint einen direkten Einfluss auf die Schluckfunktion zu haben. Schluckfunktionen werden aber nicht primär durch eine Bewegungseinschränkung im Larynx gestört. So verbesserte sich die Spontanschluckrate signi fikant, sobald der Cuff entblockt und ein Sprechventil aufgesetzt wurde. Keine zusätzlich signifikante Steigerung konnte durch die Anwendung der FOTT erzielt werden. Es ist folglich nicht der Anker-Effekt, der sich negativ auf die Schluckfunktionen auswirkt, sondern viel mehr der fehlende Luftstrom durch Glottis und Larynx, der Sekrete mobilisiert und „taktile" Reize setzt, die einer Desensibilisierung entgegenwirken und sich positiv auf das Generieren von Schluckreflexen auswirken.

Dies lässt zwei entscheidende Schlüsse zu. Zum Ersten ist der frühzeitige Beginn des Dekanülierungsmanagements empfehlenswert. Zum Zweiten sollte die primäre therapeutische Intervention das Dekanülierungsmanagement darstellen.

Literatur

1. Morgan, A.S. and L.E. Mackay, *Causes and Complications associated with swallowing disorders in traumatic brain injury.* J Head Trauma Rehabil, 1999. 14(5): p. 454-461.
2. Kaiser, J., et al., *Neurogene Dysphagien: Der Stellenwert der videoendoskopischen Diagnostik.* Deutsches Ärzteblatt, 2005. 102: p. 3512-3516.
3. Sasaki, C.T., *Laryngeal physiology*, in *Surgery of the larynx*, B.J. Baily and H.F. Biller, Editors. 1985, W.B. Sounders and company: Philadelphia. p. 27-44.
4. Daniels, S.K., et al., *Clinical Assessment of Swallowing and Prediction of Dysphagia Severity.* American Journal of Speech-Language Pathology, 1997. 6: p. 17-24.
5. Brady, S., C. Hildner, and B. Hutchins, *Simultaneous videofluoroscopic swallow study and modified Evans blue dye procedure: an evaluation of blue dye visualization in cases of known aspiration.* Dysphagia, 1999. 14: p. 146–149.
6. Winklmaier, U., et al., *The accuracy of the modified Evans blue dye test in detecting aspiration in head and neck cancer patients.* Eur Arch Otorhinolaryngol, 2007. 264: p. 1059–1064.
7. Denk, D.M., et al., *Funktionelle Therapie oropharyngealer Dysphagien*, in *Oropharyngeale Dysphagien. Ätiologie, Klinik, Diagnostik und Therapie von Schluckstörungen*, W. Bigenzahn and D.M. Denk, Editors. 1999, Thieme: Stuttgart. p. 66-90.

8. Konradi, J., K. Tremel, and S. Welschehold, *Effects of different therapeutic interventions on spontaneous swallowing frequency for tracheotomized patients.*, in *1st NeuroRehabilitatioCongress*. 2011: Meran, October.

9. Nusser-Müller-Busch, R., *Die Therapie des Facio-Oralen-Trakts*. 2004, Heidelberg: Springer.

10. Schröter-Morasch, H., *Medizinische Basisversorgung von Patienten mit Schluckstörungen. Trachealkanülen – Sondenernährung*, in *Schluckstörungen. Diagnostik und Rehabilitation*, G. Bartolome, D.W. Buchholz, and H. Feussner, Editors. 1999, Urban und Fischer: München.

11. Frank, U., H. Sticher, and M. Mäder, *Trachealkanülenmanagement in der Dysphagietherapie: Evaluation eines multidisziplinären Interventionsansatzes.* Neurologie und Rehabilitation, 2008. 14(2): p. 79-88.

12. Smulders, K., et al., *A randomized clinical trial of intermittent subglottic secretion drainage in patients receiving mechanical ventilation.* Chest, 2002. 121: p. 858-862.

13. Seidl, R.O., R. Nusser-Müller-Busch, and A. Ernst, *The influence of tracheotomy tubes on the swallowing frequency in neurogenic dysphagia.* Otolaryngology-Head and Neck Surgery, 2005. 132(3): p. 484-486.

14. Donzelli, J., et al., *Effects of Removal of the Tracheostomy Tube on Swallowing during the Fiberoptic Endoscopic Exam of the Swallow (FEES).* Dysphagia, 2005. 20: p. 283-289.

15. Terk, A.R., S.B. Lederer, and M.I. Burrell, *Hyoid Bone and Laryngeal Movement Dependent Upon Presence of a Tracheotomy Tube.* Dysphagia, 2007. 22: p. 89-93.

16. Bonanno, P.C., *Swallowing Dysfunction after Tracheostomy.* Annals of Surgery, 1971. 174(1): p. 29-33.

17. Elpern, E.H., et al., *Pulmonary aspiration in mechanically ventilated patients with tracheostomies.* Chest, 1994. 105: p. 563-566.

STICHWORTVERZEICHNIS

Aspirationsprediktoren 41
Aspirationsscreening 35
Aspirationsskala 26
Blue-Dolphin 55, 73
Blue-Rhino 55, 58, 60
Ciaglia .. 15, 53, 54, 55, 58, 59, 60, 72, 73, 74, 97
Cook 55, 59, 60, 108
Dekanülierung..............................129
Dekanülierungsmanagement 120
Dekanülierungsplan 124
Dysphagiediagnostik.................. 16
Entblocken, zeitweises 122
Evans Blue Dye Test 122
Fantoni..........55, 67, 68, 69, 70, 74
FEES......... 23, 32, 36, 48, 133, 136
Griggs................... 15, 55, 65, 66, 74
Kanüle mit Absaugvorrichtung
128
Kanülenaufbereitung 111
Kanülenwechsel 107
Komplikationen
 perioperativ 90
Neurogene Dysphagie
 Ätiologie...................................... 21
 Pathophysiologie 21
 Therapeutische Maßnahmen
 27
Neurogenen Dysphagie
 apparative Diagnostik 23
Percuquick........................ 55, 58, 62
Percu-Twist 55, 70
Portex-Ultraperc 55, 58, 60
Presbyphagie 20
Pulsoximetrie und Aspiration . 43
Punktion
 ultraschallgestützt...................57
Schluckakt
 Antaomie, Physiologie............16
Schlucktest nach Daniels.........122
Schluckvorgang
 Phaseneinteilung......................18
Schutz- und
 Reinigungsmechanismen......20
Screeningverfahren nach Daniels
38
Sprechkanüle...............................126
Sprechventil.................................118
Sprechventile...............................109
Trachealkanülen-Management
113
Trachealkanülenpflege 98
Tracheostoma
 Absaugen.....................................99
 Befeuchtung............................103
Tracheotomie
 Geschichte 52
 Indikation 8
 Komplikationen 86
 Kontraindikationen.................10
 konventionell 75
 Methoden....................................55
 permanent..................................76
 Vorteile 8
 Zeitpunkt....................................... 8
Tracoe percutan 58
Troubleshooting...........................86
Verbandswechsel....................... 105
Verlust des Atemwegs
 Algorithmus 88
Videofluoroskopie........................27

Liste der Autoren

Christian Beyer, Dr. med.
Klinik und Poliklinik für Neurochirurgie
Universitätsmedizin der
Johannes Gutenberg-Universität
Langenbeckstr. 1
55131 Mainz
beyerch@uni-mainz.de

Oliver Glassl, B.Sc.
Klinik für Neurologie
Universitätsmedizin der
Johannes Gutenberg-Universität
Langenbeckstr. 1
55131 Mainz
glassl@neurologie.klinik.uni-mainz.de

Thomas Kerz, Dr. med.
Klinik und Poliklinik für Neurochirurgie
Universitätsmedizin der
Johannes Gutenberg-Universität
Langenbeckstr. 1
55131 Mainz
kerz@uni-mainz.de

Jürgen Konradi, Dr. phil., M.A.
Klinik und Poliklinik für Neurochirurgie
Universitätsmedizin der
Johannes Gutenberg-Universität
Langenbeckstr. 1
55131 Mainz
konradi@nc.klinik.uni-mainz.de

Catrin Krause
Fachkinderkrankenschwester für Pädiatrische Intensivpflege
Zentrum für Kinder- und Jugendmedizin
Universitätsmedizin der
Johannes Gutenberg-Universität
Langenbeckstr. 1
55131 Mainz
catrin-krause@web.de

Torsten Mewes, Dr. med.
Hals-, Nasen-, Ohren- und Poliklinik
Universitätsmedizin der
Johannes Gutenberg-Universität
Langenbeckstr. 1
55131 Mainz
mewes@hno.klinik.uni-mainz.de

Patrick Pittermann, Dr. med.
SCIVIAS St. Valentinus-Krankenhaus
Sebastian-Kneipp-Str. 11
65812 Bad Soden am Taunus
pittermann@scivias-caritas.de

Michael Sandstede
Diplomkaufmann / FH
Fachkrankenpfleger für Anästhesie und Intensivmedizin
Leiter Zentrale Logistik
Universitätsmedizin der
Johannes Gutenberg-Universität
Langenbeckstr. 1
55131 Mainz
michael.sandstede@unimedizin-mainz.de

Imke Marie Krämer
Logopädin
Lehranstalt für Logopädie
Am Pulverturm 13
55131 Mainz
Imke.Kraemer@unimedizin-mainz.de

Stefan Welschehold, Dr. med., M.A.
Asklepios Klinik Weissenfels
Naumburger Straße 76
06667 Weißenfels
s.welschehold@asklepios.com

Kurzvita der Autoren

Christian **Beyer**, geb. 4.2.1967, Approbation und Promotion 1996, Facharzt für Anästhesie 2000, leitet seit 2006 zusammen mit Dr. Thomas Kerz die neurochirurgische Intensivstation Uniklinik Mainz. Zusatzbezeichnungen: Anästhesiologische Intensivmedizin, Notfallmedizin, Palliativmedizin

Oliver **Glassl**, geboren am 14. Juli 1971 in Rüsselsheim, absolvierte die Ausbildung zum Logopäden von 1994 bis 1997 an der Lehranstalt für Logopädie in Mainz sowie einen B.Sc.-Studiengang im Bereich Logopädie/Gesundheitsmanagement von 2008 - 2012 an der Katholischen Fachhochschule in Mainz. Er war von 1997 - 2001 in einer freien logopädischen Praxis tätig. Seit 2001 arbeitet er an der Klinik für Neurologie der Universitätsmedizin Mainz im Bereich der Neurorehabilitation und ist in diesem Rahmen außerdem in verschiedene Forschungsprojekte eingebunden.

Thomas **Kerz**, Jahrgang 1960, studierte von 1981 bis 1988 Humanmedizin an der Johannes-Gutenberg-Universität Mainz. Nach Promotion und Weiterbildung zum Facharzt für Anästhesie arbeitete er 2 Jahre in einer Anästhesieabteilung eines Krankenhauses in Paris, von wo er 1998 nach Mainz zurückkehrte. Seit 2000 leitet er als Oberarzt zusammen mit C. Beyer die Intensivstation der neurochirurgischen Klinik und Poliklinik der Universitätsmedizin Mainz.

Jürgen **Konradi** wurde am 28.07.1976 in Darmstadt geboren. Nach absolviertem Abitur folgte der Zivildienst am Universitätsklinikum Heidelberg. Er studierte zunächst Germanistik in Darmstadt. Nach einjährigem Auslandsstudium in England wechselte er an die Goethe-Universität Frankfurt und studierte den Schwerpunkt Neurolinguistik. Seit 2005 ist er als Klinischer Linguist an der Universitätsmedizin Mainz tätig. Jürgen Konradi promovierte über das Thema Aphasie-Therapie im frühen Akutstadium. Seit 2012 ist Herr Konradi gleichfalls wissenschaftlicher Mitarbeiter der Katholischen Hochschule Mainz.

Imke **Krämer**: Ausbildung zur Logopädin von 2006-2009 an der Lehranstalt für Logopäden der Universitätsmedizin Mainz. Von 2009-2010 Tätigkeit als Logopädin in Klinik und Praxis in Frankfurt am Main. Von November 2010 bis Mai 2012 Festanstellung am Institut für physikalische Therapie, Prävention und Rehabilitation der Universitätsmedizin Mainz, Schwerpunkt der Tätigkeit in der Klinik für Neurochirurgie im Bereich Frührehabilitation. Dozententätigkeit an der Lehranstalt für Logopäden der Universitätsmedizin Mainz von 2009-2011 als freie Mitarbeiterin; seit 2011 in Festanstellung.

Catrin **Krause**, Ausbildung zur Fachkinderkrankenschwester an den Städtischen Kliniken Frankfurt am Main-Höchst von 1994-1997. 1997 bis 2000 Katharina-Kasper-Kliniken, Frankfurt, 2000 bis 2002 Asklepios Kliniken Neurologische Rehaklinik Königstein-Falkenstein, seit 2002 Interdisziplinäre Kinderintensivstation der Universitätsmedizin Mainz.

Thorsten **Mewes**, geboren 1964 in Frankfurt/ Main, Medizinstudium in Gießen, Bochum und Bonn. Assistenzarzt Allgemein- und Unfallchirurgie Maria Hilf Krankenhaus Bad Neuenahr 1990 -1993, Promotion 1992. Assistenzarzt Klinik für Hals-Nasen-Ohrenheilkunde der Universitätsklinik Mainz 1993-1998. Dort leitender Oberarzt der Klinik für Hals-Nasen-Ohrenheilkunde seit 2008. Zusatzbezeichnung: Allergologie, plastische Operationen, spezielle HNO-Chirurgie.

Patrick **Pittermann** wurde 1976 in der Klinik der Johannes Gutenberg-Universität in Mainz geboren und brachte es zunächst nicht weit, da er von 1997 bis 2003 an der Johannes Gutenberg-Universität studierte und von 2003 bis 2008 an der Klinik und Poliklinik für Neurologie der Johannes Gutenberg-Universität in Mainz beschäftigt war. Von 2008 bis 2010 arbeitete er im frührehabilitativen Bereich des Neurologischen Reha-Zentrums Wiesbaden. Seit 2010 ist er im SCIVIAS St. Valentinus-Krankenhaus in Bad Soden am Taunus tätig.

Michael **Sandstede**, Jahrgang 1966, zunächst Ausbildung zum Bergmechaniker, dann Zivildienst und Ausbildung zum Krankenpfleger. Seit 1991 auf der Neurochirurgischen Intensivstation Universitätsmedizin-Mainz, dort

Intensivfachweiterbildung und Stationsleitung von 2001 bis 2008. Dipl. Kaufmann (FH), derzeit Leitung der Zentralen Logistik der Universitätsmedizin Mainz.

Stefan **Welschehold**, Jahrgang 1972, studierte von 1993 bis 2000 an der Johannes-Gutenberg-Universität Mainz Humanmedizin und promovierte 2000 über postoperative Mortalität in der Neurochirurgie. Er schloss seine Facharztausbildung und die Weiterbildung für Neurochirurgische Intensivmedizin an der Neurochirurgischen Klinik und Poliklinik der Universitätsmedizin Mainz und ein Postgraduiertenstudium über Gesundheitsökonomie an der TU Kaiserslautern und der FU Witten/Herdecke ab. Nach der Tätigkeit als Oberarzt an der Universitätsmedizin Mainz seit 1.8.2012 Leitung der Sektion Neurotraumatologie und Neurochirurgie an der Asklepios Klinik Weißenfels.